DIETA ANTINFIAMMATORIA

Tantissime Ricette per Ogni Pasto per Seguire un'Alimentazione Sana ed Equilibrata e Rafforzare il Sistema Immunitario + BONUS FODMAP

SOMMARIO

Introduzione

Sei pronto a scoprire un approccio del tutto nuovo alla tua salute? Che tu stia lottando con fastidio allo stomaco, artrite reumatoide o qualsiasi altra forma di infiammazione, questo libro è la chiave per il tuo benessere. Dimentica i lunghi elenchi di restrizioni alimentari, perché qui troverai un modo delizioso per alleviare i tuoi disturbi.

Iniziamo con una promessa: una sana alimentazione può essere gustosa, appagante e, soprattutto, efficace nel combattere l'infiammazione. Questo libro non è solo una guida, ma un viaggio culinario che ti condurrà alla scoperta di un mondo di sapori che possono migliorare la tua salute in modo sorprendente.

Nella prima parte, ti immergerai nella comprensione delle diverse forme di infiammazione e imparerai a identificarle. Non si tratta solo di un manuale teorico, ma di una mappa pratica per comprendere meglio il tuo corpo e le sue esigenze.

In questa guida completa alla dieta anti-infiammatoria, esploreremo anche il mondo dei **FODMAPs** (Oligosaccaridi fermentabili, disaccaridi, monosaccaridi e polioli), una classe di carboidrati che può influenzare la tua salute digestiva. Scoprirai come gestire i FODMAPs nella tua alimentazione per alleviare fastidi e migliorare il tuo benessere generale. Il nostro ricettario include anche deliziose opzioni basate su questa approfondita conoscenza, in modo che tu possa gustare cibi deliziosi senza preoccuparti delle possibili reazioni digestive

Ma la parte più succulenta di questo libro è la seconda, dove troverai un ricettario che trasformerà la tua dieta in un'esperienza deliziosa e benefica. Immagina 110 ricette creative suddivise in:

- 30+ irresistibili proposte per la colazione;
- 30+ piatti deliziosi per il pranzo;
- 30+ cene appaganti;
- Opzioni sane per le tue merende quotidiane.

E non è tutto! Abbiamo anche riservato 8 straordinarie ricette per occasioni speciali che dimostrano che mangiare in modo anti-infiammatorio non significa rinunciare al piacere di festeggiare.

Prenditi cura di te stesso e inizia a gustare la vita senza fastidi. Questo libro è il tuo compagno di viaggio per abbracciare una vita senza infiammazioni e piena di gusto, seguendo anche il "food map." Ma ricorda, prima di intraprendere qualsiasi cambiamento nella tua dieta, consulta sempre un medico esperto per una cura personalizzata. La tua salute è la priorità numero uno!

Raccomandiamo il consulto del medico curante e di uno specialista prima di intraprendere qualunque cambiamento nell'alimentazione.
Le informazioni all'interno di questo libro sono solo a puro titolo informativo e non sono state ideate da uno specialista.

LIBRO 1
Cap. 1 - Disturbi Gastrici: Sintomi, Cause e Rimedi

L'irritazione gastrica è un termine comunemente utilizzato da molti individui che affrontano disturbi legati al tratto gastrointestinale. Questa condizione è altamente soggettiva e difficile da valutare in modo oggettivo poiché varia notevolmente da persona a persona. I problemi gastrici possono avere origini diverse e, a volte, potrebbero non essere direttamente correlati allo stomaco ma coinvolgere organi adiacenti come l'esofago o il duodeno. Va notato che lo stomaco è un organo muscolare cavo situato tra l'esofago e l'intestino tenue.

I sintomi
Normalmente, un soggetto in buono stato di salute, non avverte alcun dolore allo stomaco. Al massimo può esserci qualche disagio dovuto all'eventuale eccesso di cibo o quando si ha fame. L'assunzione di bevande gassate può favorire la formazione di aria nello stomaco a causa dell'ingestione di aria durante la deglutizione, nota come aerofagia. Il termine "irritazione dello stomaco" è utilizzato in riferimento a una vasta gamma di sintomi che potrebbero non essere specificamente legati al solo stomaco.

Tra i sintomi più comuni associati a questa condizione troviamo:

- Mal di stomaco;
- Bruciore al petto (noto come bruciore di stomaco);
- Nausea;
- Gonfiore;
- Eruttazione eccessiva;
- Vomito;
- Indigestione;
- Tosse persistente e mal di gola.

Le cause
Le radici di queste manifestazioni di malessere gastrico sono molteplici, scaturite da vari disturbi che possono colpire la delicatezza dello stomaco. Come già sottolineato nell'introduzione di questo libro, sottolineiamo l'importanza cruciale di rivolgersi a uno specialista, previo consulto con il proprio medico di base, poiché un semplice libro non può offrire diagnosi precise.

Di seguito, analizziamo alcune delle principali fonti di questi disturbi:

Gastrite: Questo disturbo implica l'infiammazione della parete dello stomaco, che generalmente coinvolge il rivestimento interno della mucosa. Tuttavia, in alcuni casi può penetrare più in profondità negli strati sottostanti. I sintomi più frequenti comprendono fastidio addominale, nausea, vomito e gonfiore. Il dolore solitamente si accentua durante le ore notturne.

Gastroenterite: Si tratta di un'infiammazione che coinvolge sia lo stomaco che l'intestino, causando sintomi come nausea, vomito e diarrea acuta. Questo disturbo è principalmente scatenato da infezioni virali o batteriche, ma può anche manifestarsi a seguito di esposizione a tossine batteriche, anche in assenza di infezione. La gastroenterite virale è comunemente indicata come influenza dello stomaco, mentre quella causata da tossine batteriche è nota come intossicazione alimentare.

Ulcera allo stomaco (o ulcera peptica): Si tratta di piaghe aperte che si sviluppano sulla parete dello stomaco. Le ulcere peptiche rappresentano una complicazione della gastrite. Il dolore associato a questa condizione è spesso acuto e tende a intensificarsi durante la notte, specialmente quando lo stomaco è vuoto.

Reflusso acido: Questo fenomeno implica il ritorno dell'acido gastrico nell'esofago. Sebbene non sia una malattia dello stomaco in senso stretto, è spesso descritto con il termine generico "irritazione dello stomaco". Il reflusso acuto può scatenarsi per una serie di motivi, tra cui il consumo eccessivo di cibo, l'esercizio fisico dopo un pasto abbondante, l'abuso di alcolici e la posizione del corpo inclinato in avanti dopo aver mangiato. Il reflusso cronico è invece correlato a un malfunzionamento dello sfintere esofageo inferiore. Il sintomo principale è un dolore toracico spesso definito come bruciore di stomaco. Inoltre, il reflusso può causare difficoltà nella deglutizione, mal di gola, raucedine e episodi di eruzioni acide.

Ernia iatale: Si tratta di una sporgenza anormale di una parte dello stomaco nella cavità toracica attraverso un'apertura del diaframma. Questo può derivare dalla nascita con un'apertura diaframmatica anormalmente ampia, da un aumento della pressione intra-addominale ricorrente, da lesioni nella zona o dalla debolezza dei muscoli diaframmatici. I sintomi di questa condizione sono in gran parte simili a quelli di altri disturbi comuni e includono eruttazioni, nausea e bruciore di stomaco.

Esistono anche altre possibili cause, tra cui: il polipo gastrico, il cancro allo stomaco, l'acalasia, l'esofagite, la stenosi esofagea, i calcoli biliari, la colecistite, la pancreatite e l'epatite. In presenza di forti e persistenti dolori, è fondamentale consultare un professionista medico per una diagnosi e un trattamento adeguati.

Come affrontare l'infiammazione dello stomaco

Oltre a seguire le indicazioni del proprio medico, esistono alcuni rimedi "naturali" che possono essere d'aiuto nel mitigare il dolore:

- Evita di combinare proteine con carboidrati;
- Riduci o elimina il fumo e l'assunzione di alcolici;
- Limita il consumo eccessivo di caffè e vino;
- Mastica lentamente i cibi;
- Consuma frutta in modo moderato e preferibilmente lontano dai pasti principali per evitare gonfiori;
- Evita i cibi fritti;
- Tieni un orario regolare per i pasti, sia a pranzo che a cena.

Gastrite nervosa e disturbi gastrici legati all'ansia

I tuoi stati d'animo possono influenzare in modo significativo il tuo benessere fisico. Cerca di adottare uno stile di vita sano e rilassante per evitare complicazioni come la gastrite nervosa e il mal di stomaco correlato all'ansia. Ecco alcuni dei sintomi associati a queste condizioni:

Gastrite nervosa:

- Mal di stomaco;.
- Sensazione di oppressione, crampi, agitazione, o nodi allo stomaco;
- Tremori e contrazioni muscolari;
- Sensazione di sazietà durante i pasti o indigestione;
- Problemi di meteorismo;
- Sensazione di nausea o vomito;
- Sensazione di ansia o nervosismo.

Mal di stomaco da ansia:

- Senso di oppressione;
- Crampi addominali;
- Agitazione;
- Tremori e contrazioni muscolari;
- Senso di nervosismo o ansia;
- Variazioni nei movimenti intestinali e nella minzione, che possono manifestarsi in forma di stitichezza, diarrea o altre condizioni variabili da individuo a individuo;
- Sensazione di nodi allo stomaco.

Cap. 2 - Prevenire l'Infiammazione dello Stomaco: Scelte Alimentari e Rimedi Naturali

La prevenzione dell'infiammazione gastrica richiede una revisione delle tue abitudini alimentari come primo passo essenziale. Una dieta sana dovrebbe includere alimenti ricchi di fibre, poiché queste promuovono una migliore digestione. Tuttavia, è fondamentale consultare il tuo medico di base per sviluppare un piano alimentare settimanale personalizzato.

Alimenti Ricchi di Antiossidanti

Gli alimenti carichi di antiossidanti giocano un ruolo cruciale nel contrastare l'infiammazione gastrica e contribuiscono alla ricerca di un ventre piatto. Assicurati di integrare nella tua dieta quotidiana almeno 2 porzioni di alimenti antiossidanti, aumentando fino a un massimo di 4 porzioni al giorno. Tra questi alimenti ci sono i mirtilli rossi, le cipolle, le mele, l'aglio e il sedano.

Alimenti Ricchi di Fibra

Considera anche di incorporare alimenti ricchi di fibre nella tua dieta, poiché questi aiutano a migliorare la digestione e offrono numerosi benefici per la salute. Alcuni degli alimenti più noti includono cereali integrali, frutta, verdura, farina integrale e riso.

Chiodi di Garofano

I chiodi di garofano possono essere particolarmente utili quando si affronta un'infiammazione gastrica cronica. In questo contesto, è consigliato consumare 20 gocce di tintura di chiodi di garofano diluite in mezzo bicchiere d'acqua ogni mattina a stomaco vuoto. Questo rimedio può aiutarti a combattere la sensazione di gonfiore addominale, un sintomo molto comune.

Acqua e Limone

Il limone, grazie alle sue proprietà alcaline, può neutralizzare l'acidità gastrica e contribuire a prevenire molte problematiche di salute. Inizia la giornata bevendo un bicchiere di acqua tiepida con succo di limone prima della colazione.

Cannella

La cannella è una spezia rinomata per il trattamento e la prevenzione dell'infiammazione gastrica. Un infuso di cannella è ideale per migliorare la digestione, alleviare il dolore addominale e ridurre l'infiammazione che colpisce questa area del corpo. Preparare l'infuso è semplice: mescola un cucchiaino di cannella in polvere in una tazza d'acqua, lascia riposare per 15 minuti e dolcifica con un po' di miele d'api.

Altre Spezie

Il cumino, il finocchio e l'origano sono spezie eccellenti per contrastare l'infiammazione gastrica. Il finocchio si distingue per le sue proprietà antisettiche e la sua efficacia nel ridurre il gas intestinale e la diarrea. Il cumino, invece, ha effetti calmanti e diuretici, utili per combattere la ritenzione idrica e l'infiammazione. Infine, l'origano favorisce la digestione, agisce come diuretico ed è benefico per il fegato.

Infusi di Piante Medicinali

Le tisane a base di erbe sono dotate di proprietà digestive e diuretiche che aiutano a purificare l'organismo e a combattere i problemi di infiammazione addominale. Consumare una tazza di tisana al giorno può essere un valido contributo nella prevenzione dell'infiammazione. Tra le erbe consigliate ci sono la camomilla, la menta, lo zenzero, la menta piperita, l'origano, la salvia e il basilico.

Limitare il Consumo di Sale

In generale, è consigliabile ridurre il consumo di sale poiché l'eccesso di sodio non è amico dell'organismo. Questa pratica non solo aiuta a prevenire l'infiammazione gastrica, ma contribuisce anche a gestire altre problematiche, come l'ipercolesterolemia. L'assunzione eccessiva di sale può provocare ritenzione idrica, aumentando la sensazione di gonfiore.

Ricorda che, mentre queste indicazioni sono preziose, è fondamentale consultare uno specialista per validare tali consigli, poiché ogni situazione e persona è unica.

Cap. 3 - Colite: Un'Esplorazione dell'Infiammazione del Colon

La colite è un termine generico che fa riferimento all'infiammazione del rivestimento interno del colon, la parte del tuo intestino crasso. Questa condizione può essere suddivisa in diverse categorie in base alle sue origini, tra cui infezioni, ridotto afflusso di sangue e infestazioni da parassiti, ciascuna con i propri sintomi e caratteristiche.

Le Cause dell'Infiammazione del Colon

L'infiammazione del colon può essere scatenata da diverse cause e condizioni, tra cui:

1.   Infezione
La colite infettiva può essere causata da batteri, virus o parassiti. Chi ne è affetto sperimenta spesso sintomi come diarrea e febbre. Questa infezione può essere contratta attraverso l'ingestione di acqua contaminata, cibi infetti o scarsa igiene.

2.   Colite Ischemica
La colite ischemica si verifica quando una parte del colon riceve un flusso sanguigno ridotto, impedendo alle cellule del sistema digestivo di ottenere l'ossigeno necessario. Questa condizione è spesso causata da arterie ristrette o occluse, e le persone con più di 60 anni, elevati livelli di colesterolo o disturbi della coagulazione sono a maggior rischio di svilupparla.

3.   Colite Microscopica
La colite microscopica è una condizione che può essere diagnosticata solo attraverso l'osservazione al microscopio. È caratterizzata da un aumento dei linfociti, un tipo di globuli bianchi, nella parete del colon.

4.   Colite da Farmaci
Alcuni farmaci, in particolare i farmaci antinfiammatori non steroidei (FANS), sono stati associati all'infiammazione del colon in alcune persone. Il rischio sembra essere maggiore per gli anziani e coloro che utilizzano FANS a lungo termine.

Sintomi dell'Infiammazione del Colon

Indipendentemente dalla causa specifica, i sintomi comuni dell'infiammazione del colon includono:

- Dolore addominale e crampi;
- Nausea;
- Febbre;
- Urgenza di evacuare;
- Perdita di peso;
- Stanchezza;
- Gonfiore addominale;
- Trattamento dell'Infiammazione del Colon;
- Diarrea, talvolta con presenza di sangue.

Il trattamento per la colite varierà in base alla causa sottostante. Ad esempio, se è causata da allergie alimentari o effetti collaterali di farmaci, il medico potrebbe raccomandare l'eliminazione degli alimenti scatenanti o la modifica del trattamento farmacologico. Nella maggior parte dei casi, la colite viene trattata con farmaci e modifiche nella dieta, mirando a ridurre l'infiammazione responsabile dei sintomi.

...ammazione del Colon

naturali" che possono essere adottati:

- Monitorare ed evitare cibi che possono scatenare o aggravare i sintomi;
- Preferire pasti più piccoli e frequenti durante il giorno;
- Evitare cibi che possono aumentare la produzione di feci;
- Limitare il consumo di alcol;
- Smettere di fumare.

Tuttavia, è sempre consigliabile consultare uno specialista per valutare il trattamento più adeguato, poiché ogni situazione e individuo è unico.

Cap. 4 - Artrite reumatoide: sintomi e rimedi naturali

L'artrite reumatoide è una malattia autoimmune infiammatoria cronica che prende di mira i tessuti delle articolazioni. In questa condizione, il sistema immunitario, anziché svolgere il suo ruolo di difesa contro virus e batteri, si attiva in modo anomalo contro il proprio organismo. Le cause precise scatenanti l'artrite reumatoide non sono ancora del tutto chiare, sebbene esista una predisposizione genetica a sviluppare la malattia. I parenti di primo grado di chi è affetto da AR hanno una probabilità tra 3 e 10 volte maggiore di sviluppare la stessa patologia rispetto alla popolazione generale.

I Primi Sintomi

L'artrite reumatoide di solito si manifesta attraverso articolazioni dolenti, gonfie, calde e arrossate, spesso accompagnate da una rigidità mattutina prolungata. Questa malattia presenta una simmetria caratteristica poiché colpisce simultaneamente le stesse articolazioni su entrambi i lati del corpo. Di norma, le prime articolazioni coinvolte sono quelle delle mani, dei piedi e dei polsi, ma non è raro che siano interessate anche articolazioni più grandi come ginocchia, spalle e gomiti.

La Diagnosi

Per ottenere una diagnosi precisa, è essenziale consultare il proprio medico di base. Solitamente, il medico prescrive esami del sangue specifici. In alcuni casi, possono essere raccomandate radiografie speciali per monitorare l'evoluzione della malattia. Tuttavia, saranno sempre il vostro medico e i professionisti della salute a guidarti nella scelta degli esami appropriati.

Approcci "Naturali"

Oltre alla terapia prescritta, saranno fornite linee guida per il trattamento dell'artrite reumatoide. Queste possono includere:

- **Attività fisica moderata**: Svolgere 30 minuti di attività fisica al giorno, anche suddivisi in brevi sessioni da 10 minuti ciascuna.
- **Controllo del peso e dieta equilibrata**: Monitorare attentamente l'alimentazione e il peso corporeo.
- **Protezione delle articolazioni**: Prendere precauzioni per evitare traumi alle articolazioni.

Questi accorgimenti possono contribuire a migliorare la qualità della vita dei pazienti affetti da artrite reumatoide, ma è fondamentale seguirli sotto la supervisione e la consulenza del proprio medico.

Cap. 5 - Conoscere gli alimenti antinfiammatori

La natura ci offre una varietà di cibi che possono agire come antinfiammatori naturali. Tuttavia, è sempre importante consultare il medico curante prima di apportare cambiamenti significativi nella propria dieta, soprattutto se si sta seguendo una terapia specifica.

Antinfiammatori Naturali per le Articolazioni

Amarena: Questi frutti, sia sotto forma di succo che essiccati, offrono un'efficace azione anti-infiammatoria, utile per alleviare dolori legati all'artrite e alla gotta. Possono essere vantaggiosi anche per chi pratica sport e sperimenta disagi muscolari legati all'attività fisica
Zenzero: Grazie al gingerolo, una molecola contenuta in esso, lo zenzero ha proprietà anti-infiammatorie che possono alleviare i dolori articolari e sostenere il sistema immunitario.
Semi di lino: Ricchi di omega-3, questi semi possono essere macinati e utilizzati come olio da condimento. Oltre a rafforzare il sistema immunitario, sono conosciuti per il loro potenziale effetto anti-infiammatorio sulle articolazioni.
Curcuma: Questa spezia, grazie alla curcumina in essa contenuta, può aiutare ad alleviare il dolore cronico e ha anche proprietà disinfettanti.

Antinfiammatori Naturali per la Gola

Contro il mal di gola, ci sono diversi cibi antinfiammatori che possono essere di aiuto:
Miele: Il miele è un rimedio tradizionale con proprietà antinfiammatorie. Per massimizzare i benefici, cerca prodotti biologici.
Liquirizia: Masticare pezzi di liquirizia grezza può portare un immediato sollievo, ma va utilizzata con moderazione poiché può aumentare la pressione sanguigna.
Cannella: Aggiungere la cannella a cereali, yogurt, frullati e frappé può ridurre le infiammazioni e aiutare a combattere le infezioni batteriche, oltre a influire positivamente sui livelli di zucchero nel sangue e sulle funzioni cerebrali.
Propoli: Le caramelle alla propoli possono aiutare a disinfettare la bocca e contrastare le infiammazioni.

Antinfiammatori Naturali per i Tendini

Alcuni cibi ricchi di nutrienti possono contribuire alla salute dei tendini:
Vitamina C: Trovata in alimenti come arance, fragole e kiwi, la vitamina C è fondamentale per la salute della cartilagine e dei tendini.
Peperoni Rossi: Ricchi di vitamina C, i peperoni rossi stimolano la produzione di collagene.
Cacao e frutta secca: Questi alimenti, ricchi di magnesio, possono sostenere la salute della cartilagine e dei tendini.
Ananas: Grazie alla bromelina, un enzima presente nell'ananas, questo frutto può essere utile contro distorsioni, tendiniti e strappi muscolari.

Altri Alimenti con Proprietà Antinfiammatorie

Carote: Pomodori, albicocche, patate dolci e zucca, tra gli altri, contengono sostanze anti-infiammatorie e contrastano i radicali liberi.
Cipolla: Come l'aglio, il porro e l'erba cipollina, questi alimenti contengono principi attivi che possono inibire i processi infiammatori.
Olio Extravergine d'Oliva: Questo olio contiene l'oleocantale, una sostanza utile per combattere varie tipologie di infiammazione. È consigliabile consumarlo crudo.
Sedano: Ricco di vitamine e sali minerali come la vitamina C, il calcio, il fosforo e il ferro, il sedano agisce come un potente antinfiammatorio.
Tè Verde: Grazie a un importante polifenolo, il tè verde può agire direttamente contro il gene responsabile dei processi infiammatori.
Nel prossimo libro, troverai numerose ricette utili per sostenere la tua salute.

LIBRO 2
Cap. 1 - Ricette per la colazione

In questo capitolo, troverai una vasta selezione di **35 ricette** per la colazione che potrai preparare comodamente a casa. Tuttavia, è fondamentale sottolineare l'importanza di consultare un medico per ricevere la giusta cura e gestire i tuoi problemi di salute allo stomaco in modo adeguato.

Indicazioni per la Lettura delle Ricette:

Unità di misura: Le unità di misura utilizzate sono il litro, il chilo e il grammo.
Tazze: Quando menzionato, si fa riferimento a una tazza comune da tè.
Quantità: Alcuni ingredienti sono indicati con una quantità specifica, ad esempio, "2 mele".
"A piacere" o QB: Questa dicitura suggerisce che puoi regolare la quantità di un determinato ingrediente in base alle tue preferenze personali.
Uso del forno: Nel caso di ricette che coinvolgono il forno, la temperatura è espressa in gradi Celsius (°C).

È importante sottolineare che queste ricette non sono state create da uno specialista. Prima di apportare qualsiasi cambiamento significativo nella tua dieta o seguendo queste ricette, è fondamentale consultare il tuo medico curante. Ricorda che avere un problema di salute non significa dover rinunciare al piacere del cibo. Esplora queste opzioni gustose e divertiti a scoprire nuovi sapori.

1 - Muffin alla banana

Livello: Facile
Tempo Totale: 30 minuti

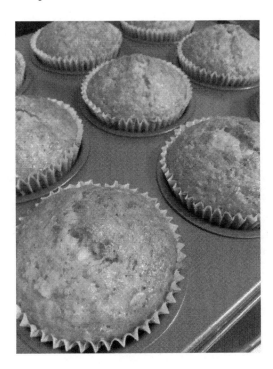

Ingredienti per 10 muffin
- 2 banane mature
- 100 g di zucchero
- 1 uovo
- 70 g di burro
- 2 cucchiaini di lievito in polvere
- 1/2 cucchiaino di sale
- 200 g di farina

Procedimento
1. Schiacciare le banane mature.
2. Mescolare le banane schiacciate con lo zucchero, l'uovo e il burro ammorbidito.
3. In una ciotola a parte, setacciare la farina con il lievito e il sale.
4. Aggiungere la miscela di farina al composto di banane e mescolare accuratamente.
5. Riempire gli stampini per muffin fino a circa 3/4 della loro capacità.
6. Cuocere in forno preriscaldato a 180°C per 20 minuti.

Consiglio
Puoi capire che i muffin sono pronti anche facendo la prova dello stuzzicadente. Se inserendolo in mezzo esce pulito allora è pronto.

2 - Frullato di fragola e mango

Livello: Facile
Tempo Totale: 15 minuti

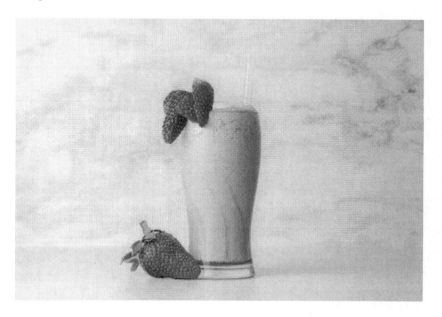

Ingredienti

- 1 tazza di fragole surgelate
- 250 ml di acqua
- 1 mango congelato

Procedimento

1. Mettere le fragole e il mango in due ciotole separate e lasciarli scongelare per circa dieci minuti.
2. Frullare poi le fragole insieme 100 ml di acqua. Aggiungere ancora 50 ml di acqua se sembra troppo denso.
3. Versare il composto ottenuto in un bicchiere e mettere da parte.
4. Sciacquare la caraffa del frullatore e aggiungere il mango e l'acqua restante.
5. Frullare fino a che non è liscio aggiungendo, eventualmente, più acqua.
6. Versare ora il composto di fragole insieme a quello di mango e frullare per 10 secondi per far amalgamare.
7. Versare in un bicchiere e servire.

Consiglio

Puoi tranquillamente bere questo frullato anche a merenda sostituendo gli ingredienti in base alla frutta che hai congelata. Se desideri usare frutta fresca, devi dosare ad occhio la quantità di acqua.

3 - Biscotti all'arancia con farina di ceci ed Avena

Livello: Facile
Tempo Totale: 25 minuti

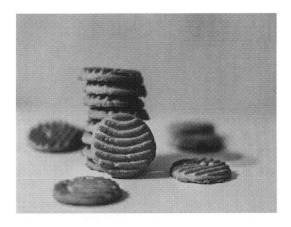

Ingredienti per 10 biscotti
- 60 g di farina di ceci
- 30 g di avena macinata
- 30 g di farina integrale
- 20 g di cocco grattugiato
- 20 ml di burro di arachidi naturale
- Succo e scorza di 1 arancia
- 10 g di zucchero di canna
- 1 cucchiaino di essenza di vaniglia
- Acqua (quantità necessaria)
- 20 ml di olio di semi di girasole
- Una pizzico di sale
- 1 cucchiaino di cannella in polvere (opzionale)

Procedimento
1. Accendere il forno a 180°C.
2. In una ciotola, mescolare gli ingredienti secchi: farina di ceci, avena macinata, farina integrale, cocco grattugiato, zucchero, lievito in polvere e la scorza d'arancia. Mescolare bene.
3. Aggiungere quindi gli ingredienti liquidi: olio di semi di girasole, succo d'arancia, essenza di vaniglia, burro di arachidi e acqua. Aggiungere un pizzico di sale per esaltare il sapore. Mescolare con un cucchiaio di legno e terminare di integrare con le mani.
4. Con le mani o un cucchiaio, formare da 8 a 10 palline con l'impasto e disporle su una teglia da forno foderata con carta da forno o un tappetino da forno. Il numero di biscotti dipenderà dalle dimensioni delle palline. Appiattire ogni pallina con una forchetta inumidita con farina o leggermente umida.
5. Cuocere per 10 minuti o fino a quando i biscotti saranno leggermente dorati nella parte inferiore. Lasciare i biscotti sulla teglia per un minuto e poi trasferirli su una griglia per raffreddarli prima di servire, in questo modo saranno più consistenti.

Consiglio
Consumare i biscotti entro 3 giorni dalla preparazione.

4 - Porridge di avena con le pere

Livello: Facile
Tempo Totale: 15 minuti

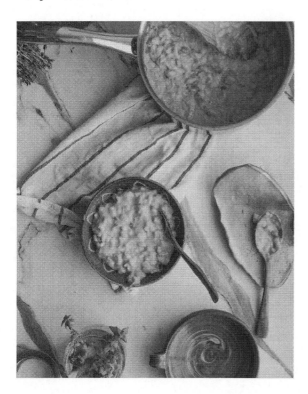

Ingredienti
- ½ tazza di fiocchi di avena integrali
- 1 tazza di latte di cocco
- ½ pere
- ½ tazza di fiocchi di cocco
- mandorle a piacere
- crema di anacardi a piacere
- cannella a piacere

Procedimento
1. La sera prima di consumare il porridge, immergere i fiocchi nel latte e lasciarli riposare durante la notte.
2. Nella mattina successiva, cuocerli a fuoco medio per circa 3-4 minuti o fino a ottenere la consistenza cremosa desiderata, aggiungendo latte durante la cottura se necessario.
3. Una volta pronto, togliere il pentolino dal fuoco e versare il porridge in una tazza.
4. Condire con cannella e fettine di pera e completare aggiungendo la crema di anacardi e le mandorle.

Consiglio
È possibile sostituire Il latte di cocco con qualsiasi latte.

5 - Colazione al cucchiaio a base di yogurt e mirtilli

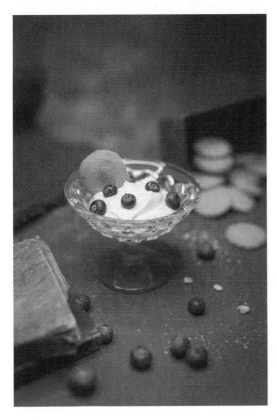

Livello: Facile
Tempo Totale: 15 minuti

Ingredienti
- ½ tazza di yogurt greco
- 15 gr di noci
- 15 gr di fiocchi di avena
- qualche mirtillo

Procedimento
1. Fare una base di fiocchi di avena.
2. Aggiungere lo yogurt greco e decorare la superficie con le noci e i mirtilli.

Consiglio
È possibile sostituire i mirtilli con un altro frutto di stagione e le noci con altra frutta secca.

6 - Biscotti vegani con gocce di cioccolato

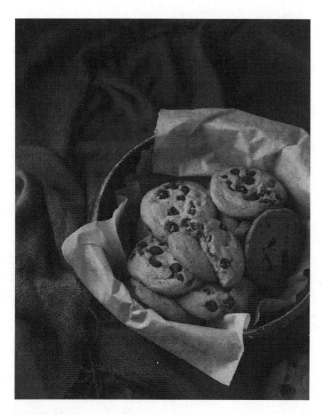

Livello: Facile
Tempo Totale: 25 minuti

Ingredienti per 30 biscotti
- 100 g di zucchero di canna
- 80 g di zucchero
- 100 ml di olio di girasole o altro olio vegetale insapore
- 70 ml di acqua
- 75 g di burro di arachidi naturale
- 7,5 ml di essenza di vaniglia (1 cucchiaio e mezzo)
- 220 g di farina di frumento
- 50 g di fiocchi d'avena fini
- 4 g di lievito chimico (1 cucchiaino)
- 4 g di bicarbonato di sodio (1/2 cucchiaino)
- 3 g di sale (1/2 cucchiaino)
- 150 g di chips di cioccolato (o a piacere)

Procedimento
1. Preparare l'impasto: Mescolare gli zuccheri con l'olio, l'acqua, il burro di arachidi e la vaniglia.
2. Aggiungere gli altri ingredienti, tranne il cioccolato, e mescolare fino a ottenere un impasto omogeneo.

3. Coprire l'impasto con pellicola trasparente e lasciarlo riposare in frigorifero per almeno due ore o tutta la notte.
4. Preriscaldare il forno:Impostare il forno a 180 °C con calore sia dall'alto che dal basso.
5. Rivestire due teglie con carta da forno.
6. Formare i biscotti: Prendere piccole porzioni di impasto e formare delle palline o dischi, a piacere.
7. Disporre le palline o i dischi sulle teglie, lasciando spazio tra di loro. Ingrassare le mani con olio se necessario.
8. Cuocere i biscotti:Infornare per 10-15 minuti, fino a doratura desiderata, considerando le dimensioni e il tipo di forno.
9. Attendere qualche minuto fuori dal forno prima di trasferire i biscotti su una griglia per farli raffreddare.

Consiglio

La texture finale dipenderà anche dalle dimensioni, dalla forma e dal tempo di cottura, quindi si consiglia di cuocere prima un solo biscotto di prova e apportare le modifiche necessarie secondo il proprio gusto.

7 - Ciambella allo yogurt alla pesca

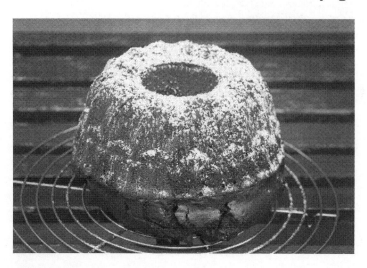

Livello: Medio
Tempo Totale: 60 minuti

Ingredienti

- 300 gr di farina 00
- 4 uova;
- 16 gr di lievito vanigliato per dolci
- 200 gr di zucchero semolato
- 190 gr yogurt alle pesche
- 120 ml di olio di semi di girasole
- 1 pizzico di sale
- 1 arancia
- 1 limone
- zucchero a velo q.b.

Procedimento

1. Rompere le uova e metterle in una planetaria o in una ciotola.
2. Aggiungere lo zucchero e la scorza d'agrumi grattugiata. Montare a velocità alta fino a ottenere un composto chiaro e spumoso.
3. Incorporare l'olio e lo yogurt continuando a mescolare.
4. Setacciare la farina con il sale e il lievito separatamente.
5. Unire le polveri al composto liquido.
6. Mescolare manualmente con una frusta fino a ottenere un composto liscio e cremoso.
7. Versare il composto in uno stampo per ciambella da 20 cm di diametro precedentemente unto e infarinato.
8. Cuocere in forno a 180 °C per circa 35 minuti o finché la superficie sarà leggermente dorata.
9. Lasciar raffreddare e spolverizzare con zucchero a velo prima di servire.

Consiglio

La ciambella si può conservare a temperatura ambiente per 3 - 4 giorni se viene riposta sotto ad una campana di vetro apposita per torte.

8 - Crostata ai lamponi

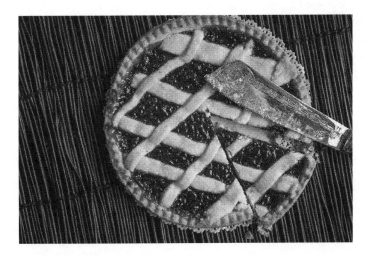

Livello: Medio
Tempo Totale: 1h e 15 minuti

Ingredienti

- 300 gr di farina 00
- 1 tuorlo
- 100 gr di olio di semi di girasole
- 100 gr di zucchero
- 1 uovo intero
- 1 cucchiaino di lievito istantaneo per dolci
- 250 gr di marmellata di lamponi

Procedimento

1. Miscelare la farina insieme a zucchero e lievito in polvere all'interno di una ciotola. Creare uno spazio centrale in cui inserire un uovo intero, olio e tuorlo.
2. Unire gli ingredienti fino a ottenere un impasto levigato e uniforme.
3. Formare una palla e avvolgerla nella pellicola trasparente.
4. Mettere in frigorifero per almeno 30 minuti.
5. Dopo il periodo di riposo, spolverare con farina un foglio di carta da forno e stendere la pasta frolla su di esso utilizzando un mattarello, ottenendo uno spessore di 5 mm.
6. Ungere e spolverate con farina una teglia da 24 cm di diametro destinata alle crostate.
7. Trasferire l'impasto nella teglia, utilizzando il foglio di carta forno e forando il fondo con i rebbi di una forchetta. Rimuovere l'eccesso.
8. Versare quindi la confettura.
9. Creare delle strisce da posare sulla crostata con la pasta frolla rimanente.
10. Preriscaldare il forno a 180 °C e cuocere per circa 30 minuti.
11. Al termine della cottura, togliere dal forno e lasciare raffreddare completamente.

Consiglio

La crostata si può conservare a temperatura ambiente per 4 giorni se viene riposta sotto ad una campana di vetro apposita per torte.

9 - Pancake ai frutti di bosco

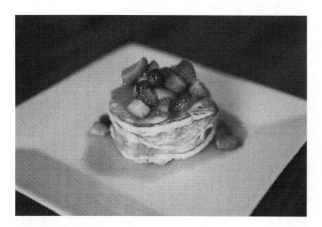

Livello: Facile
Tempo Totale: 20 minuti

Ingredienti

- 1 tazza di farina integrale
- 1 cucchiaio di zucchero di cocco o zucchero di canna
- 1 cucchiaino di lievito in polvere
- Un pizzico di sale
- 1 uovo (o una banana schiacciata)
- 1 tazza di latte (o alternativa vegetale)
- 1 cucchiaino di estratto di vaniglia
- 1 tazza di frutti di bosco misti (fragole, mirtilli, lamponi, more)
  Per il topping:
- Frutti di bosco freschi
- Sciroppo d'acero o miele (a piacere)

Procedimento

1. Mescolare la farina integrale con lo zucchero di cocco (o zucchero di canna), il lievito in polvere e un pizzico di sale in una ciotola.
2. In un'altra ciotola, sbattere un uovo (o utilizzare una banana schiacciata o 1/4 di tazza di yogurt greco come alternativa vegana) e mescolarlo con una tazza di latte (o con un'alternativa vegetale) e un cucchiaino di estratto di vaniglia.
3. Versare gli ingredienti liquidi nella ciotola contenente gli ingredienti secchi e mescolare fino a ottenere un impasto omogeneo, quindi lasciar riposare per circa 10 minuti.
4. Preriscaldare una padella antiaderente a fuoco medio e ungerla leggermente con olio o burro.
5. Versare un mestolo di impasto nella padella riscaldata per formare un pancake e aggiungere alcuni frutti di bosco sulla parte superiore.
6. Cuocere finché compaiono bolle sulla superficie e il lato inferiore diventa dorato, quindi girare il pancake con una spatola e cuocere l'altro lato fino a doratura.
7. Ripetere il processo con il resto dell'impasto.
8. Servire i pancake caldi con frutti di bosco freschi e, se si desidera, aggiungere uno spruzzo di sciroppo d'acero o miele.

Consiglio

Se la padella non è antiaderente, ungerla con un filo di olio extravergine di oliva o di semi di arachide ma **non** utilizzare il burro.

10 - Yogurt di mandorle

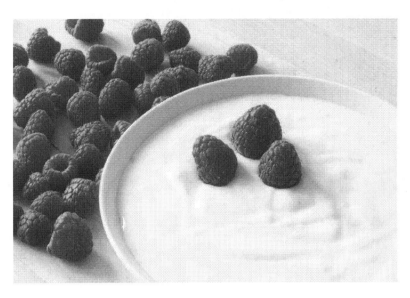

Livello: Medio
Tempo Totale: 20 minuti + tempo di ammollo e fermentazione

Ingredienti
- 1 tazza di mandorle crude
- 3 tazze d'acqua (per il latte di mandorle)
- 1 cucchiaio di miele (o sciroppo d'acero per dolcificare, facoltativo)
- 1 cucchiaino di estratto di vaniglia (opzionale)
- 1-2 capsule di probiotici (senza additivi, in polvere)

Procedimento
1. Ammollare le mandorle crude in acqua durante la notte o per almeno 8 ore.
2. Risciacquare e scolare le mandorle ammorbidite.
3. Frullare le mandorle con 3 tazze d'acqua per ottenere un latte di mandorle omogeneo.
4. Dolcificare il latte con miele o sciroppo d'acero (opzionale) e aggiungere estratto di vaniglia, se desiderato.
5. Riscaldare leggermente il latte di mandorle senza farlo bollire.
6. Lasciar raffreddare il latte a temperatura ambiente.
7. Mescolare il latte di mandorle con il contenuto delle capsule di probiotici (senza additivi).
8. Versare la miscela in un contenitore di vetro o ceramica, coprire con un panno pulito o carta pergamena.
9. Lasciar fermentare a temperatura ambiente per 12-24 ore o fino a quando raggiunge la consistenza dello yogurt.
10. Conservare lo yogurt di mandorle in frigorifero; si addenserà ulteriormente durante il raffreddamento.

Consiglio
Assicurati di utilizzare capsule di probiotici di alta qualità senza additivi o dolcificanti. Questi batteri buoni contribuiranno alla fermentazione e alla salute dell'intestino.

11 - Torta alle carote e noci

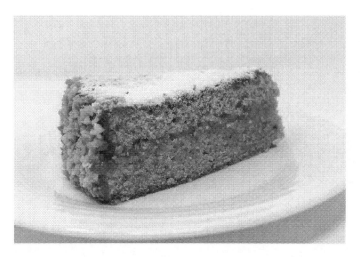

Livello: Medio
Tempo Totale: 50 minuti

Ingredienti per uno stampo da 20-22 cm

- 2 tazze di carote grattugiate
- 1 tazza di farina integrale
- 1 cucchiaino di bicarbonato di sodio
- 1 cucchiaino di cannella in polvere
- Un pizzico di sale
- 1/2 tazza di noci tritate
- 1/2 tazza di miele o sciroppo d'acero
- 1/4 di tazza di olio d'oliva extra vergine
- 2 uova (o sostituto vegano)
- 1 cucchiaino di estratto di vaniglia

Procedimento

1. Grattugiare le carote.
2. Mescolare la farina integrale con il bicarbonato di sodio, la cannella e il sale.
3. Sbattere le uova (o utilizzare un sostituto vegano) con il miele (o lo sciroppo d'acero), l'olio d'oliva e l'estratto di vaniglia.
4. Unire gli ingredienti liquidi agli ingredienti secchi e mescolare fino a ottenere un composto omogeneo.
5. Aggiungere le carote grattugiate e le noci tritate all'impasto e mescolare bene.
6. Versare l'impasto in una teglia per torte precedentemente preparata.
7. Cuocere in forno a 180°C per circa 25-30 minuti o finché uno stecchino inserito nel centro esce pulito.
8. Lasciar raffreddare completamente prima di servire.

Consiglio

Puoi personalizzare la tua torta aggiungendo una glassa di yogurt greco con un po' di miele o sciroppo d'acero, oppure semplicemente spolverando un po' di zucchero a velo sopra la torta raffreddata. Questo contribuirà a renderla ancora più deliziosa.

12 - Brioche integrale miele e cannella

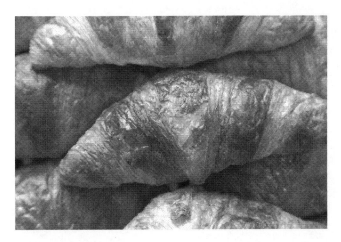

Livello: Medio
Tempo Totale: 3h

Ingredienti per 6-8 brioche

- 250g di farina integrale
- 2g di cannella in polvere
- 5g di lievito secco attivo
- 2,5g di sale
- 60g di miele o sciroppo d'acero
- 60g di olio d'oliva extra vergine
- 2 uova (o sostituto vegano)
- 5g di estratto di vaniglia
- 60g di latte (o alternativa vegetale)

Procedimento

1. Mescolare la farina integrale, la cannella, il lievito secco attivo e il sale.
2. Sbattere le uova (o utilizzare un sostituto vegano) con il miele (o lo sciroppo d'acero), l'olio d'oliva, l'estratto di vaniglia e il latte (o l'alternativa vegetale).
3. Unire gli ingredienti liquidi agli ingredienti secchi e mescolare fino a ottenere un impasto omogeneo.
4. Coprire la ciotola con un canovaccio umido e lasciare lievitare l'impasto in un luogo caldo per circa 1-2 ore o finché raddoppia di volume.
5. Dopo la lievitazione, prelevare l'impasto e dividerlo in porzioni per formare le brioche desiderate.
6. Formare le brioche e posizionarle sulla teglia.
7. Coprire nuovamente con il canovaccio e lasciare lievitare per altri 30 minuti.
8. Preriscaldare il forno a 180°C e cuocere le brioche per circa 20-25 minuti o finché diventano dorate.
9. Lasciare raffreddare le brioche prima di servirle.

Consiglio

Per ottenere un risultato ancora più gustoso, si può spennellare le brioche con un po' di miele sciolto o sciroppo d'acero prima di cuocerle, il che darà loro un aspetto lucido e un sapore leggermente dolce

13 - Biscotti al limone

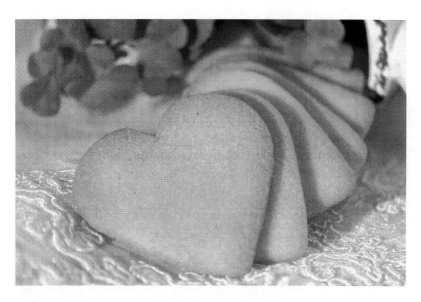

Livello: Facile
Tempo Totale: 30 min

Ingredienti per circa 20 biscotti

- 250 g di farina 00
- 1 bustina di lievito per dolci
- 30 g di stevia (o dolcificante a scelta)
- 2 uova medie
- Scorza grattugiata di 2 limoni biologici
- 50 ml di olio d'oliva extra vergine
- 1 pizzico di sale

Procedimento

1. Mescolare la farina setacciata con il lievito per dolci.
2. Aggiungere la stevia (o il dolcificante scelto) e il pizzico di sale. Mescolare bene gli ingredienti secchi.
3. Aggiungere le uova e l'olio d'oliva extra vergine. Mescolare fino a ottenere un impasto omogeneo.
4. Aggiungere la scorza grattugiata dei limoni. Mescolare bene l'impasto in modo che il limone si amalgami uniformemente.
5. Trasferire l'impasto su una spianatoia leggermente infarinata. Formare delle palline con l'impasto (che devono pesare circa 25 grammi ciascuna).
6. Rivestire una teglia da forno con carta da forno e posizionare le palline distanziate tra loro, schiacciandole leggermente per dar loro la forma desiderata.
7. Cuocere i biscotti al limone in forno preriscaldato a 180°C per circa 15 minuti o fino a quando risultano dorati.

Consiglio
Riporre i biscotti al limone in un contenitore ermetico per mantenerli freschi più a lungo.

14 - Brioche alla marmellata d'arancia

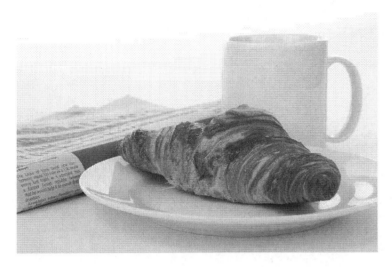

Livello: Medio
Tempo Totale: 2h

Ingredienti per 12 brioche
- 500 gr di farina di tipo 1
- 180 gr di latte scremato
- 7 gr di lievito di birra secco
- 20 gr di zucchero integrale di canna
- 40 gr di olio di girasole o mais
- 1 uovo
- 100 gr di marmellata light all'arancia
- 1 pizzico di sale

Procedimento
1. Versare il latte precedentemente intiepidito e il lievito in una ciotola. Mescolare.
2. Combinare gli altri ingredienti (eccetto la marmellata destinata al ripieno).
3. Unire gli ingredienti e, infine, aggiungere l'olio.
4. Lavorare l'impasto per 5 minuti, quindi lasciar lievitare fino a quando non raddoppia di volume.
5. Stendere la miscela ottenuta con un mattarello e tagliare a triangoli.
6. Posizionare al centro di ciascun triangolo un po' di marmellata all'arancia, quindi arrotolare i triangoli su se stessi.
7. Cuocere in forno a 180° per circa 15 minuti o fino a quando sembrano cotti e dorati.

Consiglio
Usare la farina di tipo 1 e non 00 per avere delle brioche meno caloriche.

15 - Barrette al cocco

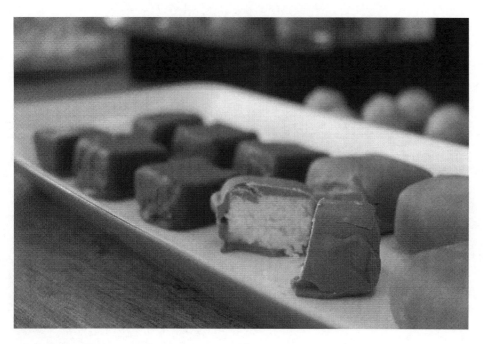

Livello: Facile
Tempo Totale: 25 minuti

Ingredienti per 15 barrette
- 120g di cocco grattugiato
- 240g di burro di mandorle
- 80g di sciroppo d'acero biologico
- 1 cucchiaino (circa 2g) di cannella in polvere

Procedimento
1. Preriscaldare il forno a 160°C.
2. Cuocere il cocco su una teglia per 5-10 minuti o fino a completa doratura.
3. Nel frattempo, mescolare il cocco grattugiato, il burro di mandorle, lo sciroppo d'acero e la cannella in polvere in una ciotola.
4. Aggiungere il cocco tostato e mescolare bene.
5. Trasferire il composto in una pirofila precedentemente imburrata e congelare per almeno 3 ore.
6. Successivamente, tagliare il composto in quadrati delle dimensioni desiderate e servire.

Consiglio
Le barrette possono essere ricoperte di cioccolato dark e riposte in frigo a riposare per almeno 2h prima di servire

16 - Toast avocado e salmone affumicato

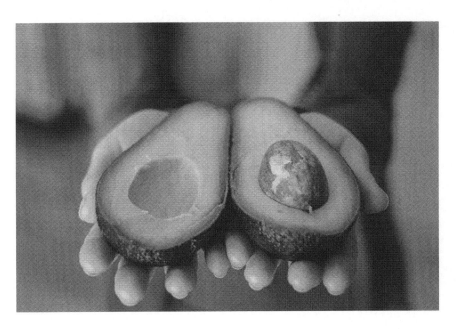

Livello: Facile
Tempo Totale: 15 minuti

Ingredienti per 1 persona
- 60g di pane da tostare
- 80g di avocado
- 50g di salmone affumicato
- 20g di rucola (facoltativo)

Procedimento
1. Tostare il pane nel tostapane, nel fornetto o in una padella a fuoco basso.
2. Nel frattempo, preparare gli ingredienti. Tagliare l'avocado a fette sottili e il salmone affumicato a strisce.
3. Una volta tostato, posizionare il pane su un piatto.
4. Disporre le fette di avocado sul pane tostato.
5. Sovrapporre il salmone affumicato sull'avocado.
6. Se preferisci, aggiungere una manciata di rucola per un tocco di freschezza.
7. Il toast è pronto per essere consumato.

Consiglio
Puoi sostituire l'avocado con i cetrioli se lo gradisci e aggiungere anche un'oliva nera tagliata a pezzetti.

17 - Frullato cacao e mandorle

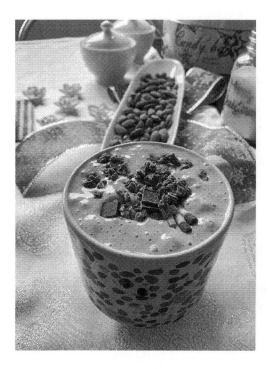

Livello: Facile
Tempo Totale: 5 minuti

Ingredienti
- 200 ml di latte di mandorle (senza zuccheri aggiunti)
- 1 cucchiaio di cacao in polvere (senza zucchero)
- 1 cucchiaino di miele o sciroppo d'acero (facoltativo, regola la dolcezza a piacere)
- 20g di mandorle
- Una piccola banana matura
- 1 cucchiaino di cannella in polvere
- 1 pizzico di curcuma in polvere (un potente anti-infiammatorio naturale)
- Ghiaccio (facoltativo, per una consistenza più spessa)

Procedimento
1. Mettere tutti gli ingredienti nel frullatore: latte di mandorle, cacao in polvere, miele o sciroppo d'acero (facoltativo, regolare la dolcezza a piacere), mandorle, banana, cannella, e curcuma.
2. Aggiungere il ghiaccio, se desiderato, per ottenere una consistenza più spessa.
3. Frullare fino a ottenere una consistenza liscia e cremosa.
4. Versare il frullato in un bicchiere.
5. Guarnire con una spolverata di cacao in polvere o mandorle tritate, se lo si desidera.
6. Ripetere il processo all'infinito per preparare frullati aggiuntivi o condividerli con gli altri.

Consiglio
Se si desidera un sapore più dolce, aggiungi un po' più di miele o sciroppo d'acero.

18 - Yogurt magro con mele e cereali

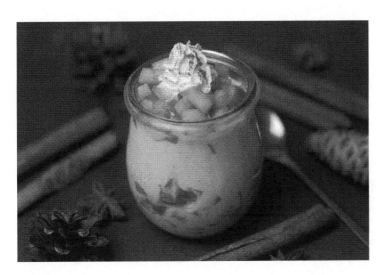

Livello: Facile
Tempo Totale: 15 minuti

Ingredienti

- 10 gr di cereali soffiati (orzo, riso o farro)
- 2 mele medie, preferibilmente dolci (come le mele Fuji o Pink Lady)
- 100 gr di yogurt greco magro (anche fatto in casa)
- 2 cucchiaini di miele
- Mezzo cucchiaino di cannella in polvere
- 10 g di noci pecan o pistacchi o un mix
- 1 limone

Procedimento

1. Tostare in una padella antiaderente i pistacchi o le noci pecan spezzettate per alcuni minuti e poi rimuoverli dalla padella e metterli da parte.
2. Sbucciare le mele, eliminare il torsolo e tagliarle a cubetti, spruzzando il succo di limone sui cubetti di mela per evitare l'ossidazione.
3. In una padella antiaderente riscaldata, mettere i cubetti di mela, il miele e la cannella, cuocere a fuoco medio per qualche minuto fino a quando le mele diventano morbide e leggermente caramellate, quindi metterle da parte.
4. Adagiare i cubetti di mela caramellata su un piatto.
5. Aggiungere lo yogurt greco sopra le mele caramellate.
6. Cospargere i cereali soffiati e le noci pecan tostate sopra lo yogurt.

Consiglio

Se desideri un tocco di freschezza, puoi aggiungere alcune fette sottili di limone o scorza di limone grattugiata sopra il piatto prima di servire.

19 - Torta al cioccolato e mandorle

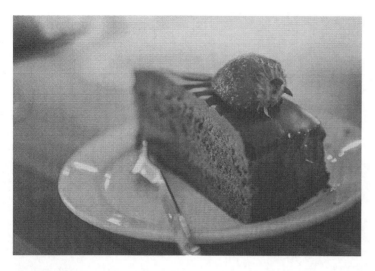

Livello: Medio
Tempo Totale: 1h e 15 minuti

Ingredienti

- 200 gr di Cioccolato fondente (almeno il 70% di cacao)
- 200 ml di Latte di mandorla o latte vegetale senza zucchero aggiunto
- 200 gr di Mandorle pelate
- 4 cucchiai di Miele d'acacia o sciroppo d'acero (senza zucchero aggiunto)
- 1 cucchiaio di Amido di mais (maizena)
- 2 cucchiai di Olio extravergine d'oliva
- 1 cucchiaino di Curcuma in polvere (un potente antinfiammatorio naturale)
- 1 gr di Bicarbonato (se non c'è già nel cremor tartaro)
- 1 pizzico di Sale rosa dell'Himalaya
- Zucchero a velo a piacere (opzionale)

Procedimento

1. In una pentola a fuoco basso, sciogliere il cioccolato fondente con il latte di mandorla fino a ottenere una crema liscia, lasciare raffreddare e poi versare il composto in una ciotola.
2. Nel mixer, triturare finemente le mandorle fino a ottenere una farina leggermente granulosa.
3. Aggiungere alla crema di cioccolato la farina di mandorle, l'olio d'oliva, l'amido di mais, la curcuma, il bicarbonato e il sale rosa, mescolare bene il tutto con una frusta a mano o elettrica.
4. Versare il composto in una teglia da 18-20 cm rivestita di carta da forno.
5. Cuocere in forno preriscaldato a 160°C per 45-50 minuti, facendo la prova dello stuzzicadenti.
6. Lasciare raffreddare completamente prima di sformare.
7. Se si desidera, decorare con un po' di zucchero a velo (assicurandosi che abbia un basso contenuto di zucchero o sia senza zucchero).

Consiglio

La curcuma aggiunge un tocco antinfiammatorio e un sapore unico alla torta, rendendola più salutare.

20 - Torta di pesche con yogurt

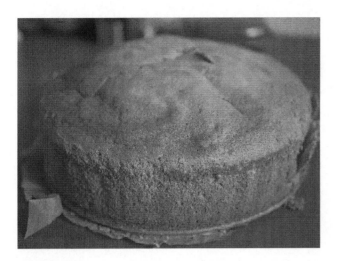

Livello: Medio
Tempo Totale: 1h e 10 minuti
Ingredienti
Per l'impasto

- 12 Pesche
- 100 g di Farina integrale
- 80 g di Fecola di patate
- 50 g di Farina 00
- 1 bustina di Lievito in polvere per dolci
- 3 Uova
- 120 g di Zucchero di canna
- 190 g di Yogurt magro alla vaniglia (o altro gusto)
  Per caramellare le pesche:
    - 1 cucchiaino di Burro
    - 1 cucchiaio di Zucchero di canna

Procedimento
1. Cuocere le pesche in acqua bollente, sbucciarle e tagliarle a spicchi, rimuovendo il nocciolo.
2. In una padella, scaldare leggermente il burro e un cucchiaio di zucchero, quindi far lucidare i pezzi di pesca per 3-4 minuti.
3. Mescolare le polveri: farina 00, farina integrale, fecola e lievito.
4. Montare le uova con lo zucchero fino a ottenere un composto spumoso.
5. Aggiungere la miscela di farine preparata e lo yogurt, mescolando accuratamente.
6. Rivestire una tortiera di 20-22 cm con carta da forno e ungere i bordi.
7. Posizionare sulla base una parte dei pezzi di pesca, coprire con l'impasto e adagiare l'altra parte dei pezzi di pesca sopra la superficie dell'impasto.
8. Cuocere nel forno preriscaldato a 180°C per circa 40 minuti.
9. Lasciar raffreddare completamente prima di sformare.

Consiglio
Per rendere il dolce più leggero, è possibile sostituire lo zucchero di canna con la stevia, facendo attenzione a mantenere la giusta proporzione. La stevia non dovrebbe mai essere utilizzata in uguale quantità rispetto allo zucchero.

21 - Muffin di zucca e nocciole

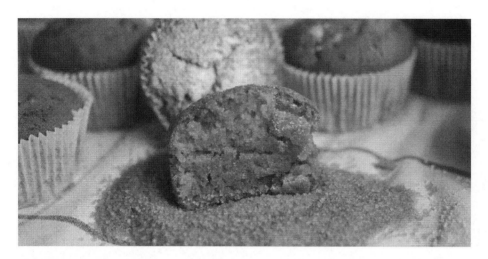

Livello: Medio
Tempo Totale: 50 minuti

Ingredienti
- 200 g di Zucca (polpa)
- 100 g di Farina integrale
- 80 g di Nocciole tritate
- 60 ml di Olio d'oliva
- 1 Uovo
- 50 g di Zucchero di canna
- 1 cucchiaino di Cannella in polvere
- 1/2 bustina di Lievito in polvere per dolci
- La Scorza grattugiata di un'arancia bio

Procedimento
1. Tagliare la zucca a dadini e cuocerla al vapore o in microonde fino a renderla morbida.
2. In una ciotola, mescolare la farina, le nocciole tritate, la cannella, lo zucchero, e il lievito.
3. In un'altra ciotola, unire l'olio d'oliva, l'uovo, la zucca schiacciata e la scorza d'arancia grattugiata.
4. Combinare gli ingredienti umidi con quelli secchi e mescolare fino a ottenere un composto omogeneo.
5. Distribuire l'impasto in uno stampo per muffin o in pirottini di carta.
6. Cuocere in forno preriscaldato a 180°C per circa 20-25 minuti o fino a quando i muffin saranno dorati e uno stecchino inserito al centro ne uscirà pulito.
7. Lasciar raffreddare su una griglia prima di servire.

Consiglio
Questa ricetta produce circa 10 muffin. Puoi personalizzare i muffin aggiungendo una manciata di gocce di cioccolato o nocciole intere sulla parte superiore prima della cottura, se desideri un tocco extra di sapore.

22 - Cornetti salati con ricotta e tacchino

Livello: Medio
Tempo Totale: 1h e 15 minuti

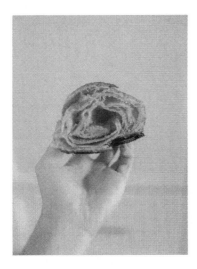

Ingredienti per 20 cornetti
- 300 gr di farina
- 6 cucchiai di olio di oliva extravergine
- 1 cucchiaino raso di zucchero
- 1 bustina di lievito istantaneo
- 150 ml di acqua
- un pizzico di sale
- erba cipollina a piacere
- 80 gr di prosciutto cotto magro
- 80 gr di ricotta
- un filo d'olio

Procedimento
1. Disporre la farina a fontana su una spianatoia e aggiungere al centro lo zucchero, l'olio e il lievito.
2. Lavorare l'impasto aggiungendo man mano l'acqua. Salare e aggiungere l'erba cipollina a piacere. Lavorare l'impasto fino ad ottenere un panetto non appiccicoso, morbido e liscio.
3. Stendere l'impasto fino a che non si ha una sfoglia spessa circa 3 mm. Ritagliarla quindi in strisce rettangolari.
4. Dividere ogni striscia rettangolare in 3 o 4 parti rettangolari che poi si andranno a dividere in diagonale fino a formare dei triangoli.
5. Farcire la base di ogni triangolino con un pò di formaggio e dei pezzetti di prosciutto cotto.
6. Partendo dal lato largo del triangolo arrotolare l'impasto, dando la classica forma del cornetto.
7. Disporre i cornetti salati su una teglia da forno ricoperta di carta forno, spennellarli con un po' di olio e infornate a 180°C.
8. Cuocere per 10 minuti circa o fino a che non risultino dorati.
9. Lasciar intiepidire i cornetti e servirli.

Consiglio
Puoi sostituire l'erba cipollina con ciò che preferisci.

23 - Uova in Padella con Spinaci e Avocado

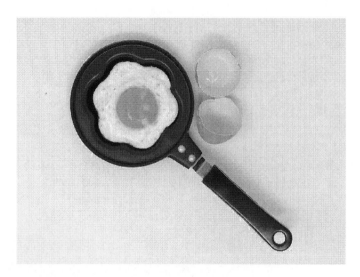

Livello: Facile
Tempo Totale: 15 minuti

Ingredienti per 2 persone

- 2 uova
- 1 avocado maturo, tagliato a fette
- 1 tazza di spinaci freschi
- 1 cucchiaio di olio extravergine d'oliva
- 1/2 cucchiaino di curcuma in polvere (antinfiammatoria)
- Sale e pepe nero a piacere
- Semi di chia o semi di lino per guarnire (opzionale)

Procedimento

1. Riscaldare l'olio d'oliva in una padella antiaderente.
2. Aggiungere gli spinaci freschi e appassirli leggermente, mescolando di tanto in tanto.
3. Mettere le fette di avocado e cuocerle fino a quando iniziano a ammorbidirsi.
4. Cospargere uniformemente la curcuma sulla miscela di spinaci e avocado.
5. Fare spazio nella padella per le uova e romperle delicatamente al centro.
6. Coprire la padella con un coperchio e cuocere le uova fino a raggiungere la cottura desiderata, preferibilmente con il tuorlo liquido, che richiederà circa 4-5 minuti.
7. Aggiustare il sale e il pepe nero a piacere.
8. Guarnire con semi di chia o semi di lino, se lo si desidera, per un tocco extra di antiossidanti e fibre.
9. Servire le uova in padella con spinaci e avocado calde.

Consiglio

Per coloro che seguono una dieta vegana o desiderano evitare il consumo di uova al mattino, è fattibile rimpiazzarle con tofu preparato insieme a cipolla, condimenti come curry e paprika, e una giusta quantità di sale e pepe.

24 - Pancake Salati all'Erba Cipollina

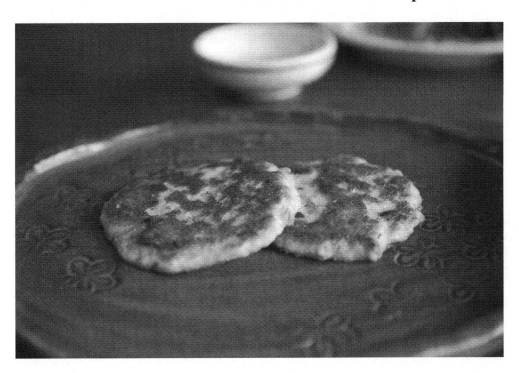

Livello: Facile
Tempo Totale: 30 minuti

Ingredienti per 12 pancake
- 2 uova
- 250 ml di latte di mandorla
- 60 gr di margarina vegetale
- 200 gr di farina integrale
- 1 cucchiaino raso di sale marino
- 1 cucchiaino di lievito in polvere senza glutine
- Erba cipollina fresca a piacere, tritata finemente

Procedimento
1. Iniziare separando i tuorli dagli albumi e montarli a neve (gli albumi).
2. In un'altra ciotola sbattere i tuorli insieme al latte di mandorla e al burro precedentemente fuso.
3. Aggiungere la farina, il sale, il lievito e mescolare.
4. Infine, incorporare gli albumi montati a neve precedentemente.
5. Ungere una padella antiaderente con olio, versare un mestolo di impasto e stendere fino a formare un cerchio.
6. Quando il pancake inizierà a fare le bolle, girare e cuocere dall'altro lato.
7. Disporre i pancake l'uno sull'altro man mano che saranno cotti.

Consiglio
Per ottenere una versione vegana, è possibile sostituire costantemente le uova con uova di lino o uova di chia e il latte di mandorla con latte di cocco o di soia.

25 - Biscotti con le mandorle

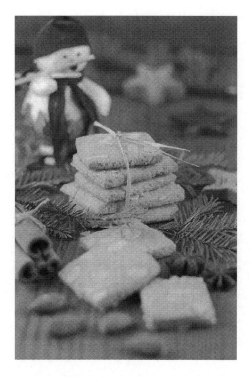

Livello: Facile
Tempo Totale: 15 minuti

Ingredienti per 20 biscotti
- 300 gr di mandorle già sgusciate
- 100 gr di zucchero di canna
- 1 uovo
- Zucchero a velo a piacere

Procedimento
1. Tritare finemente le mandorle con un frullatore.
2. Mettere in una ciotola la farina di mandorle e lo zucchero di canna, mescolare, quindi aggiungere anche l'uovo e amalgamare fino a ottenere un composto omogeneo.
3. Prendere dei pezzetti di impasto grandi come una noce (circa 20 gr ciascuno), e formare delle palline.
4. Sulla teglia rivestita di carta forno disporre i biscotti precedentemente passati nello zucchero a velo.
5. Cuocere costantemente per circa 15 minuti a 180°C in un forno statico precedentemente riscaldato.
6. Lasciar raffreddare completamente i biscotti prima di consumarli.

Consiglio
Non superare la dose di 3 biscotti al giorno essendo un concentrato di mandorle.

26 - Biscotti integrali con uvetta

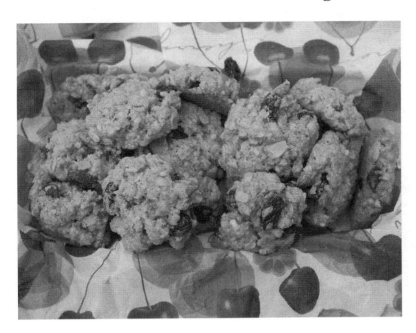

Livello: Facile
Tempo Totale: 1h e 30 minuti

Ingredienti per 2 teglie di biscotti
- 350 gr di farina integrale
- 150 gr di burro
- 2 uova
- 150 gr di zucchero di canna
- 50 gr di gocce di cioccolato
- Scorza grattugiata di 1/2 limone o arancio
- 100 gr di uvetta

Procedimento
1. Mettere in una ciotola la farina, lo zucchero, il burro a tocchetti, gli aromi e iniziare ad amalgamare.
2. Incorporare le uova continuando a mescolare.
3. Aggiungere le gocce di cioccolato e l'uvetta nell'impasto, assicurandosi che siano distribuite uniformemente.
4. Avvolgere l'impasto ottenuto con pellicola trasparente e far riposare in frigo per 1 ora.
5. Riprendere l'impasto, stenderlo arrivando a ottenere una sfoglia di circa 1 cm e creare i biscotti con le formine preferite.
6. Disporre i biscotti sulla teglia e cuocere in forno ventilato per 10 minuti a 170 °C (forno sempre preriscaldato).
7. Una volta cotti, lasciarli raffreddare completamente prima di consumarli.

Consiglio
A colazione la dose consigliata è di 3 biscotti.

27 - Crostata alla zucca

Livello: Medio
Tempo Totale: 1h e 30 minuti

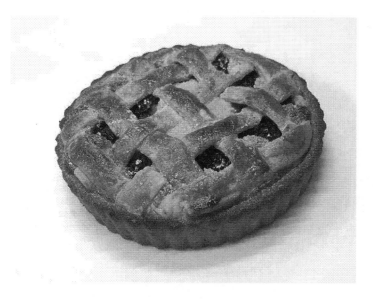

Ingredienti
Per la base
- 150 gr di farina integrale
- 50 gr di zucchero di cocco (alternativa naturale al comune zucchero)
- 1 uovo
- 60 gr di burro non salato
- 1 pizzico di bicarbonato
- 1/2 arancia (buccia grattugiata)
Per il ripieno
- 200 gr di zucca, tagliata a cubetti e cotta al vapore
- 60 gr di burro non salato
- 60 gr di farina di mandorle
- 75 gr di xilitolo (alternativa naturale allo zucchero)
- 1 cucchiaio di farina integrale
- Mandorle a lamelle per la decorazione
- 2 uova
- 1/2 arancia (buccia grattugiata)

Procedimento
1. Preparare la pasta frolla mettendo tutti gli ingredienti per la base in una ciotola. Impastare velocemente fino a ottenere un panetto, poi avvolgerlo con pellicola trasparente e lasciarlo riposare in frigo per almeno 1 ora.
2. Nel frattempo, cuocere la zucca al vapore fino a renderla morbida. Poi ridurla in purea.
3. In una ciotola, unire la zucca, il burro fuso intiepidito, la farina di mandorle, il xilitolo, la farina integrale e la buccia di arancia. Mescolare bene.
4. Aggiungere le uova e mescolare fino a ottenere un composto omogeneo.

5. Una volta passata l'ora di riposo della pasta frolla, stenderla e usarla per foderare lo stampo da crostata precedentemente imburrato. Eliminare i bordi in eccesso.
6. Riempire la base con il ripieno di zucca e livellare la superficie.
7. Con la pasta frolla in eccesso, creare delle strisce da posizionare sulla superficie per creare l'effetto "crostata."
8. Decorare con mandorle a lamelle.
9. Cuocere in forno preriscaldato a 180°C in modalità ventilata per circa 30-35 minuti o finché la crostata risulta dorata.
10. Una volta cotta, lasciare raffreddare completamente prima di servire.

Consiglio
La crostata antinfiammatoria alla zucca può essere conservata in frigo per un massimo di 48 ore.

28 - Rotoli mela e cannella

Livello: Facile
Tempo Totale: 1h

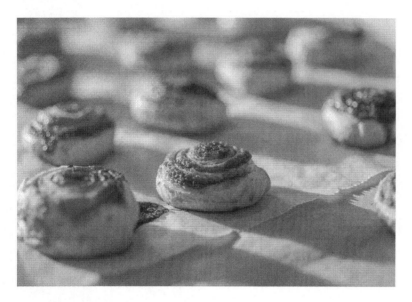

Ingredienti

Per l'impasto
- 300 gr di farina
- 2 cucchiaini di lievito di birra secco
- 1/2 cucchiaino di sale
- 150 ml di latte (a scelta, anche vegetale)
- 3 cucchiai di olio d'oliva
- 2 cucchiai di zucchero

Per il ripieno
- 2 mele, sbucciate e tagliate a cubetti
- 3 cucchiai di zucchero di canna
- 1 cucchiaino di cannella in polvere
- Una manciata di noci tritate

Procedimento

1. In una ciotola, mescolare la farina con il lievito di birra secco, il sale e lo zucchero.
2. Aggiungere il latte e l'olio d'oliva, quindi mescolare fino a ottenere un impasto omogeneo. Aggiungere più farina se necessario.
3. Coprire la ciotola con un canovaccio umido e lasciare lievitare l'impasto in un luogo caldo per circa 30 minuti o fino a quando raddoppia di volume.
4. Nel frattempo, in una padella, cuocere le mele a cubetti con lo zucchero di canna e la cannella a fuoco medio, fino a quando diventano morbide e caramellate. Lasciarle raffreddare.
5. Stendere l'impasto su una superficie infarinata formando un rettangolo.
6. Spalmare uniformemente le mele caramellate sulla pasta stesa e cospargerle con le noci tritate.
7. Arrotolare l'impasto dal lato più lungo del rettangolo fino a formare un cilindro.

8. Tagliare il cilindro in 10-12 rotoli di dimensioni uguali.
9. Disporre i rotoli su una teglia foderata con carta da forno e cuocere in forno preriscaldato a 180°C per circa 20-25 minuti o fino a quando sono dorati.

Consiglio
Servire con uno sciroppo di miele o sciroppo d'acero per un tocco extra di dolcezza.

29 - Brownie al cioccolato e mandorle

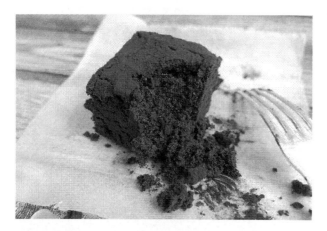

Livello: Facile
Tempo Totale: 30 minuti

Ingredienti

- 150 gr di mandorle tostate
- 100 gr di cioccolato fondente al 70%
- 100 gr di burro
- 150 gr di zucchero semolato
- 2 uova
- 1 cucchiaino di estratto di vaniglia
- 60 gr di farina
- 2 cucchiai di cacao in polvere
- 1/2 cucchiaino di lievito in polvere
- 1/4 cucchiaino di sale
- Zucchero a velo per la decorazione (opzionale)

Procedimento

1. Preriscaldare il forno a 180°C e foderare una teglia quadrata con carta da forno.
2. Triturare finemente le mandorle tostate in un robot da cucina e metterle da parte.
3. Sciogliere il cioccolato fondente e il burro a bagnomaria o nel microonde, mescolare fino a ottenere una consistenza liscia e lasciare raffreddare leggermente.
4. Aggiungere lo zucchero semolato al cioccolato fuso e mescolare bene.
5. Aggiungere le uova una alla volta, mescolando bene dopo ogni aggiunta e aggiungere l'estratto di vaniglia.
6. In una ciotola separata, setacciare la farina, il cacao in polvere, il lievito e il sale, quindi mescolare gli ingredienti secchi.
7. Incorporare gradualmente gli ingredienti secchi nell'impasto di cioccolato e mescolare bene.
8. Aggiungere le mandorle tritate e mescolare fino a distribuirle uniformemente nell'impasto.
9. Versare l'impasto nella teglia preparata e livellarlo.
10. Infornare per circa 20-25 minuti o fino a quando la superficie diventa leggermente croccante e il centro rimane ancora leggermente umido.
11. Lasciare raffreddare i brownie nella teglia e tagliarli in quadrati. È possibile spolverarli con zucchero a velo, se desiderato.

Consiglio

Esplora ingredienti aggiuntivi come gocce di cioccolato, noci, o frutta secca per personalizzare ulteriormente i tuoi brownie e renderli unici e deliziosi.

30 - Frullato di mirtilli, kiwi e melograno"

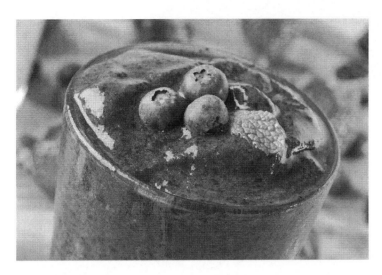

Livello: Facile
Tempo Totale: 10 minuti

Ingredienti
- 125 gr di mirtilli freschi
- 2 kiwi maturi
- 1/2 melograno
- Zucchero o miele a piacere (opzionale)

Procedimento
1. Pelare e tagliare i kiwi a pezzi.
2. Estrarre i semi dal melograno.
3. Inserire i mirtilli, i pezzi di kiwi e i semi di melograno in un frullatore.
4. Frullare il tutto fino a ottenere un composto liscio e omogeneo. Se preferisci il frullato più dolce, puoi aggiungere un po' di zucchero o miele a piacere e frullare nuovamente.
5. Versare il frullato in un bicchiere e servire immediatamente.

Consiglio
Questo frullato è una bevanda rinfrescante e ricca di antiossidanti. Puoi personalizzarlo aggiungendo un po' di yogurt greco per una consistenza più cremosa o qualche foglia di menta per un tocco di freschezza.

31 - Frullato al cioccolato e banana con noci pecan

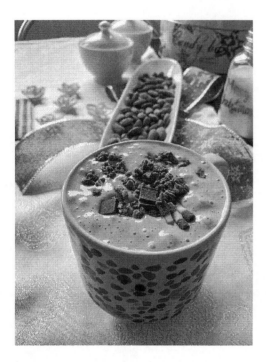

Livello: Facile
Tempo Totale: 10 minuti

Ingredienti

- 2 banane mature
- 2 cucchiai di cacao in polvere
- 200 ml di latte di mandorle (o un altro latte vegetale a tua scelta)
- 2 cucchiai di noci pecan tritate
- 1 cucchiaio di sciroppo d'acero (opzionale)

Procedimento

1. Sbucciare le banane e tagliarle a pezzetti.
2. In un frullatore, mettere i pezzetti di banana, il cacao in polvere, il latte di mandorle, le noci pecan tritate e il sciroppo d'acero (se desiderato).
3. Frullare tutti gli ingredienti fino a ottenere una consistenza cremosa e omogenea.
4. Assaporare e aggiungere più sciroppo d'acero, se desideri un sapore più dolce.
5. Versare il frullato al cioccolato e banana in un bicchiere e servire immediatamente.

Consiglio

Questo frullato può anche essere consumato a merenda.

32 - Pancake ai frutti di bosco

Livello: Facile
Tempo Totale: 15 minuti

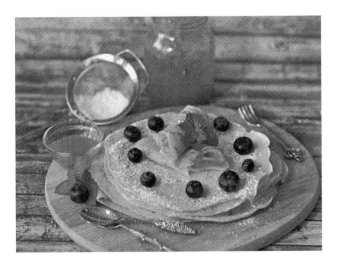

Ingredienti
- 100 gr di farina per pancake
- 30 gr di purea di mirtilli (frutti di bosco)
- 50 gr di latte di soia (o di mandorle)
- 20 gr di zucchero di canna
- 20 gr di acqua frizzante
- 20 gr di olio di semi di girasole
- 1 cucchiaino di scorza di limone
- ½ bustina di lievito naturale a base di cremor tartaro (8 g)
- 1 cucchiaino di cannella
- Frutti di bosco freschi (fragole, mirtilli, more) per guarnire

Procedimento
1. In una ciotola capiente, unire la farina per pancake, il lievito, lo zucchero, la cannella in polvere e la scorza di limone. Mescolare con un cucchiaio.
2. Aggiungere alla miscela secca i liquidi: versare il latte di soia, l'olio, l'acqua frizzante e la purea di mirtilli. Mescolare bene il composto fino ad ottenere una consistenza omogenea.
3. Scaldare una padella antiaderente leggermente unta e posizionarla sul fuoco a fiamma media.
4. Usare un mestolo per versare l'impasto nei cerchi desiderati sulla padella calda e cuocere fino a quando compaiono delle bollicine sulla superficie.
5. Girare delicatamente i pancake con l'aiuto di una paletta e cuocere fino a doratura su entrambi i lati.
6. Impilare i pancake su un piatto e guarnire con frutti di bosco freschi.

Consiglio
I pancake ai frutti di bosco possono essere accompagnati con del miele, dello yogurt greco o dello sciroppo d'acero

33 - Porridge alla banana e uvetta

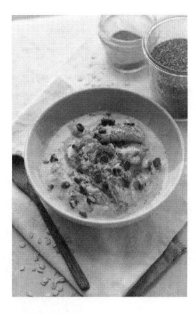

Livello: Facile
Tempo Totale: 15 minuti

Ingredienti e dosi per 1 persona
- 20 gr di fiocchi proteici vegetali (100 % fiocchi di soia ultra sottili e sgrassati)
- 30 gr di fiocchi d'orzo integrale biologici
- 10 gr di farina di carrube biologica
- 100 ml di acqua
- 1 banana matura (100 g)
- Cannella in polvere a piacere
- 120 ml di bevanda di soia biologica
- 10 gr di burro di arachidi biologico
- Quinoa soffiata a piacere

Procedimento
1. Mettere i fiocchi di soia e i fiocchi d'orzo integrale in una pentola.
2. Unire la farina con una quantità desiderata di cannella in polvere e mezza banana accuratamente schiacciata con una forchetta.
3. Versare l'acqua e 100 ml di bevanda di soia e mescolare.
4. Accendere il fornello e cuocere finché la miscela si sarà addensata e i fiocchi risulteranno morbidi.
5. Trasferire il porridge in una ciotola, aggiungendo il latte di soia rimasto (20 ml), la mezza banana restante tagliata a rondelle, il burro di arachidi e una manciata di quinoa soffiata.
6. Servire.

Consiglio
La ricetta è consigliata anche a chi vuole un'alimentazione vegana.

34 - Biscotti alla quinoa e mirtilli

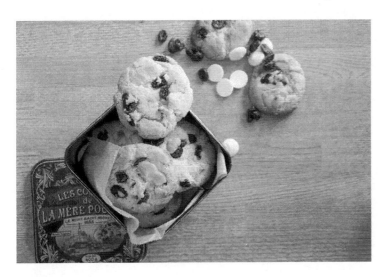

Livello: Facile
Tempo Totale: 20 minuti

Ingredienti

- 150 gr di farina d'avena integrale
- 100 gr di zucchero di canna
- 60 gr di latte di mandorle (o di soia)
- 35 gr di quinoa soffiata
- 50 gr di olio d'oliva extra vergine
- 50 gr di mirtilli secchi
- 1 pizzico di sale
- 25 gr di cacao in polvere
- 5 gr di lievito in polvere
- 1 cucchiaino di estratto di vaniglia (opzionale)

Procedimento
1. In una ciotola, mescolare la farina d'avena integrale, lo zucchero di canna, il cacao in polvere, il lievito in polvere e il sale.
2. Aggiungere la quinoa soffiata e i mirtilli secchi all'impasto secco.
3. In un'altra ciotola, mescolare l'olio d'oliva extra vergine, il latte di mandorle (o di soia) e, se desiderato, l'estratto di vaniglia.
4. Unire gli ingredienti liquidi all'impasto secco e mescolare fino a ottenere una consistenza omogenea.
5. Coprire l'impasto e metterlo in frigorifero per circa 10-15 minuti.
6. Prendere l'impasto dal frigorifero e formare piccole palline di biscotto, quindi schiacciarle leggermente su una teglia rivestita di carta da forno.
7. Cuocere nel forno statico preriscaldato per 15-20 minuti a 175°C o finché i biscotti diventano dorati.

Consiglio
Questi biscotti alla quinoa e mirtilli sono ideali per una pausa golosa o uno spuntino veloce.

35 - Frullato di uva

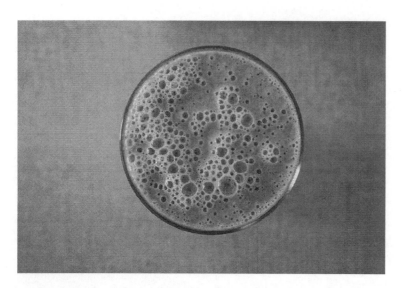

Livello: Facile
Tempo Totale: 15 minuti

Ingredienti per 2 persone
- 300 gr di uva nera senza semi
- 1 pezzetto di zenzero
- 1 cucchiaio di miele
- 5 cubetti di ghiaccio
- 150 ml di latte di mandorle (o latte a tua scelta)

Procedimento
1. Lavare bene l'uva nera e rimuovere i semi, se presenti.
2. Tagliare il pezzetto di zenzero in piccoli pezzi.
3. Mettere l'uva nera, il zenzero, il miele e i cubetti di ghiaccio nel frullatore.
4. Frullare gli ingredienti fino a ottenere una miscela omogenea.
5. Aggiungere il latte di mandorle (o il latte che preferisci) al frullatore e frullare nuovamente fino a raggiungere la consistenza desiderata.
6. Versare il frullato in bicchieri e servire.

Consiglio
Il frullato di uva è naturalmente dolce grazie all'uva stessa, ma puoi regolare la dolcezza aggiungendo più o meno miele secondo i tuoi gusti.

Cap. 2 - Ricette per il pranzo

In questo capitolo esplorerai un ricco repertorio di ben **35** idee culinarie per il pasto principale del giorno: il pranzo. Questa sezione presenta una vasta gamma di ricette che comprendono piatti a base di carne, pesce, oltre a opzioni vegetariane e vegane, progettate per accontentare ogni tipo di palato.

Ricorda che sei libero di adattare queste ricette ai tuoi bisogni personali, persino scambiandole con quelle pensate per la cena, a seconda di come il tuo corpo reagisce e si adatta meglio. Tuttavia, è essenziale sottolineare che tutte queste ricette non sono state sviluppate da un professionista culinario o uno specialista della salute. Pertanto, quando apporti modifiche alla tua alimentazione, è fondamentale consultare il tuo medico curante per garantire che soddisfino le tue esigenze e il tuo benessere.

1 - Petto di pollo con curcuma e quinoa

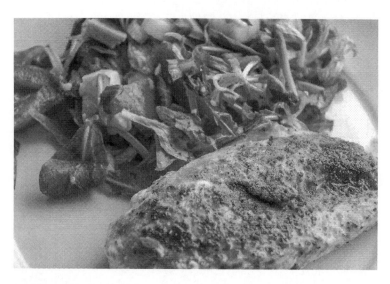

Livello: Facile
Tempo Totale: 15 minuti

Ingredienti per 2 persone
- 1 zucchina
- mezza melanzana
- 1 carota
- 13 pomodorini
- mezza cipolla (preferibilmente rossa)
- 1 petto di pollo
- 1 bicchiere di quinoa
- Sale e pepe a piacere
- 1 cucchiaino di curcuma
- 1 cucchiaino di curry

Procedimento
1. Preparare la verdura tagliandola a pezzi e soffriggerla in un po' di olio per circa 10 minuti.
2. Aggiungere una tazza di acqua e continuare la cottura.
3. Tagliare il petto di pollo a cubetti e aggiungerlo alla pentola insieme alle verdure.
4. Proseguire la cottura incorporando il curry e la curcuma.
5. Regolare il sapore con sale e pepe e cuocere il pollo fino a cottura completa, mantenendo le verdure croccanti.
6. Cuocere la quinoa in acqua salata, scolarla e mescolarla con gli altri ingredienti.
7. Presentare il piatto e servire.

Consiglio
Se non si gradisce molto il curry si può sostituire con il cumino.

2 - Spaghetti con verdure

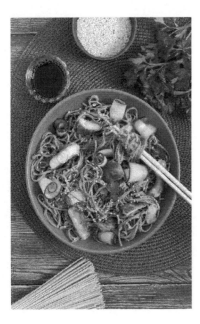

Livello: Facile
Tempo Totale: 30 minuti

Ingredienti per 2 persone
- 200 gr spaghetti
- 100 gr asparagi
- 130 gr carciofi
- 20 gr cipolla
- 2 cucchiaino di olio di oliva
- 1 pizzico di sale
- 1 bicchiere d'acqua

Procedimento
1. Portare l'acqua a ebollizione in una pentola e salarla.
2. Nel frattempo, tagliare il cuore del carciofo a fettine sottili, tritare la cipolla e spezzettare gli asparagi.
3. In una padella, mettere le verdure preparate, aggiungere mezzo bicchiere d'acqua, salare e coprire con un coperchio.
4. Cuocere a fuoco medio fino a quando le verdure avranno assorbito la maggior parte dell'acqua.
5. Cuocere gli spaghetti nell'acqua bollente fino a cottura desiderata e poi scolarli.
6. Aggiungere gli spaghetti nella padella con le verdure.
7. Aggiungere un filo d'olio d'oliva.
8. Mescolare rapidamente per amalgamare gli ingredienti e poi impiattare.

Consiglio
Per evitare che il fondo della padella con le verdure si asciughi troppo, è possibile aggiungere un cucchiaio di acqua di cottura della pasta durante la cottura.

3 - Riso con zucca, bocconcini di pollo e curcuma

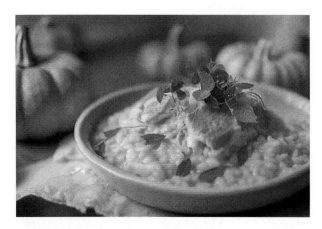

Livello: Facile
Tempo Totale: 25 minuti

Ingredienti

- 250 gr di petto di pollo
- 1 limone
- 150 gr di riso
- 100 gr di zucca a dadini
- Farina di riso a piacere
- Olio extra vergine d'oliva a piacere
- Sale a piacere
- Pepe nero a piacere
- 20 gr di burro
- Prezzemolo a piacere
- 1 spicchio d'aglio
- 1 cucchiaino di curcuma

Procedimento

1. Lavare il riso, scolarlo e tenerlo da parte fino al momento di avviare la cottura.
2. Riempire una pentola d'acqua e portarla a ebollizione.
3. Aggiungere il riso e un cucchiaino di curcuma, quindi cuocerlo per il periodo di tempo indicato sulla confezione (circa 10 minuti, ma varia a seconda del tipo di riso).
4. Scolare il riso al termine della cottura e mantenerlo in attesa.
5. Tagliare i bocconcini di pollo a cubetti di media grandezza e passarli nella farina di riso.
6. Far sciogliere il burro nell'olio con uno spicchio d'aglio in una padella antiaderente.
7. Rimuovere l'eccesso di farina dai bocconcini di pollo e sistemarli in padella.
8. Rosolare i bocconcini da entrambi i lati.
9. Versare il succo di un limone, aggiungere sale e pepe e far cuocere fino a ottenere una doratura.
10. In un piatto da portata o in una pirofila, distribuire il riso basmati condito con la curcuma e adagiare sopra i bocconcini di pollo al limone. Aggiungere un trito di prezzemolo fresco e alcune fettine di limone.
11. Il piatto è pronto: servire.

Consiglio

Il riso può essere conservato fino a 24h in frigorifero.

4 - Orzo con verdure

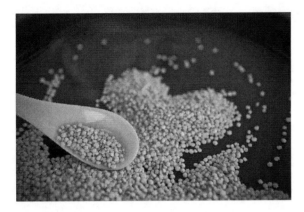

Livello: Facile
Tempo Totale: 50 minuti

Ingredienti per 2 persone
- 500 ml di brodo vegetale
- 2 cucchiai di olio EVO
- 150 gr di orzo perlato
- un pizzico di pepe
- 1 ciuffetto di prezzemolo
- sale a piacere
- 1 patata
- 1 bustina di zafferano
- 70 gr di zucchine
- 70 gr di carote
- 70 gr di melanzane

Procedimento
1. Preparare il brodo vegetale portando a ebollizione mezzo litro d'acqua salata con una carota, una zucchina e una patata (oppure è possibile optare per brodo vegetale di dado o in polvere).
2. Pulire e sciacquare le zucchine, eliminando le estremità.
3. Tagliare le zucchine in piccoli pezzetti e farle soffriggere in una padella con un filo d'olio extravergine, sale e pepe.
4. Quando le zucchine saranno state rosolate su ogni lato (2-3 minuti dovrebbero essere sufficienti), trasferirne una porzione in una casseruola, aggiungere l'orzo e tostarlo per alcuni minuti. La restante parte delle zucchine sarà successivamente trasformata in una crema.
5. Seguire ora la procedura simile a quella di un normale risotto, aggiungendo gradualmente il brodo caldo all'orzo. Il tempo di cottura ottimale per l'orzo perlato è di circa 30 minuti.
6. Dopo 20 minuti, quando le zucchine si saranno ammorbidite, metterle in una ciotola e frullarle fino a ottenere una crema, eventualmente aggiungendo un po' di brodo caldo.
7. Incorporare la crema di zucchine nella pentola con l'orzo. In un po' di brodo, sciogliere lo zafferano e unirlo all'orzo.
8. Continuare a mescolare per distribuire uniformemente la crema di zucchine e lo zafferano.
9. Completare la cottura aggiungendo un pizzico di prezzemolo fresco per aromatizzare.
10. Servire.

Consiglio
Si può fare anche con solo un tipo di verdura, come la prossima ricetta.

5 - Orzo con zucca

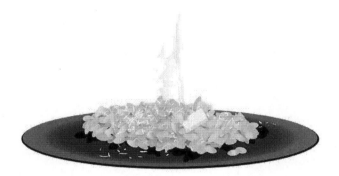

Livello: Facile
Tempo Totale: 50 minuti

Ingredienti

- Mezzo litro di brodo vegetale
- 1 o 2 cucchiai d'olio d'oliva extravergine
- 150 gr di orzo perlato
- Pepe a piacere
- Un ciuffo di prezzemolo fresco
- Sale a piacere
- 1 bustina di zafferano
- 200 gr di zucca

Procedimento

1. Preparare il brodo vegetale come indicato in precedenza.
2. Pulire e lavare la zucca, rimuovendo le estremità.
3. Tagliare la zucca in piccoli pezzetti e farla soffriggere in padella con un filo d'olio extravergine, sale e pepe.
4. Quando la zucca sarà stata rosolata su ogni lato (2-3 minuti dovrebbero bastare), trasferirne una parte in una casseruola: aggiungere l'orzo e lasciarlo tostare per alcuni minuti. La rimanente parte di zucca sarà trasformata in crema in seguito.
5. Seguire ora il processo simile a quello di un normale risotto, aggiungendo gradualmente il brodo caldo all'orzo. La cottura ideale per l'orzo perlato è di circa 30 minuti.
6. Dopo un breve periodo, la restante zucca (che ha terminato la cottura in padella) sarà diventata morbida: trasferirla in un recipiente e frullarla fino a ottenere una crema, eventualmente aggiungendo un po' di brodo caldo.
7. Incorporare la crema di zucca nella pentola con l'orzo. Sciogliere lo zafferano in una piccola quantità di brodo e unirlo all'orzo.
8. Continuare a mescolare per distribuire uniformemente lo zafferano e la crema di zucca.
9. Completare la cottura aggiungendo un tocco di prezzemolo fresco per aromatizzare.
10. Servire.

Consiglio

È possibile sfumare l'orzo con un piccolo tocco di vino bianco, se lo si desidera.

6 - Zuppa di verdure

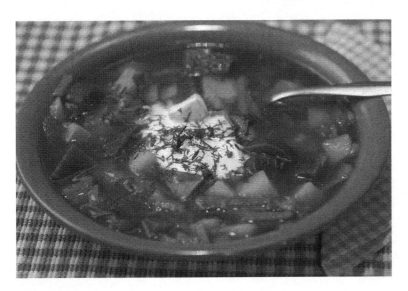

Livello: Facile
Tempo Totale: 30 minuti

Ingredienti

- 1 porro
- 2 carote
- 2 patate
- 1 zucchina
- 1 cucchiaio di olio d'oliva
- Sale e pepe a piacere

Procedimento

1. Iniziare lavando e preparando le verdure. Tagliare il porro a fettine sottili.
2. Tagliare le carote, le patate e la zucchina a cubetti delle stesse dimensioni.
3. In una pentola, scaldare l'olio d'oliva a fuoco medio.
4. Aggiungere il porro e farlo soffriggere per 2-3 minuti fino a che diventi traslucido.
5. Aggiungere le carote, le patate e la zucchina nella pentola.
6. Mescolare le verdure per farle insaporire e prevenire che si attacchino.
7. Versare il brodo vegetale a sufficienza per coprire le verdure.
8. Portare il brodo a ebollizione e poi abbassare il fuoco. Lasciar cuocere per circa 20 minuti o fino a quando le verdure saranno morbide.
9. Aggiustare il sapore con sale e pepe, se necessario.
10. La zuppa è pronta quando le verdure sono tenere.
11. Servire calda.

Consiglio

Puoi personalizzare questa zuppa con erbe aromatiche o spezie anti-infiammatorie come la curcuma o lo zenzero per ottenere ulteriori benefici per la salute.

7 - Minestra di ceci

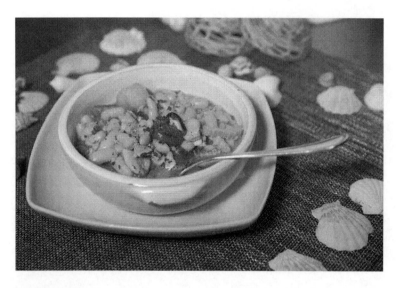

Livello: Facile
Tempo Totale: 30 minuti

Ingredienti per 1 persone
- 100 g di pasta corta
- 225 g di ceci
- 1 spicchio d'aglio
- Salvia fresca a piacere
- 1 cucchiaio di concentrato di pomodoro
- 250 ml di acqua
- Olio EVO a piacere
- Sale e pepe a piacere

Procedimento
1. Cuocere i ceci in acqua leggermente salata per circa 40 minuti. Trascorso questo tempo, scolarli e conservare due mestoli di acqua di cottura.
2. In una pentola, far dorare l'aglio con un goccio di olio. Rimuovere l'aglio e aggiungere la salvia e i ceci cotti. Mescolare e far insaporire per alcuni minuti. Successivamente, aggiungere l'acqua calda e il concentrato di pomodoro.
3. Cuocere per 10 minuti, mescolando occasionalmente.
4. Aggiungere sale e pepe (poco per mantenere la zuppa anti infiammatoria)..
5. Prelevare un mestolo di ceci e frullare il resto della zuppa con un frullatore a immersione fino a ottenere una crema. Aggiungere i ceci tenuti da parte e portare a ebollizione.
6. Aggiungere la pasta e cuocere seguendo le istruzioni sulla confezione, mescolando di tanto in tanto. Se necessario, aggiungere l'acqua di cottura dei ceci che era stata messa da parte.
7. Alla fine della cottura, impiattare e servire.

Consiglio
Conservare in frigorifero fino a 24h.

8 - Peperoni ripieni con verdure e quinoa

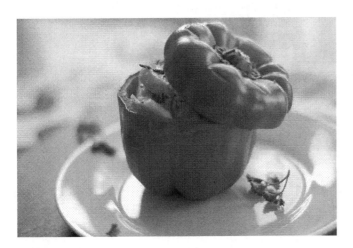

Livello: Facile
Tempo Totale: 45 minuti

Ingredienti per 2 persone
- 2 peperoni rossi
- 150 g di quinoa
- 1 zucchina
- 1 carota
- 1 cucchiaio d'olio d'oliva extravergine
- Curcuma in polvere a piacere
- Zenzero in polvere a piacere
- Sale e pepe a piacere
- Prezzemolo fresco a piacere

Procedimento
1. Preriscaldare il forno a 180°C.
2. Lavare i peperoni, tagliarli a metà e rimuovere i semi e i filamenti interni.
3. Cuocere la quinoa secondo le istruzioni sulla confezione e tenerla da parte.
4. Lavare e tagliare a dadini piccoli la zucchina e la carota.
5. In una padella, scaldare l'olio d'oliva a fuoco medio.
6. Aggiungere la zucchina e la carota a dadini e farle rosolare fino a quando diventano tenere.
7. Aggiungere la curcuma, lo zenzero, il sale e il pepe alle verdure e mescolare bene.
8. In una ciotola, unire le verdure preparate alla quinoa cotta e mescolare per combinare gli ingredienti.
9. Riempire le metà dei peperoni con il composto di quinoa e verdure.
10. Disporre i peperoni ripieni su una teglia da forno e cuocerli nel forno preriscaldato per circa 20-25 minuti o finché i peperoni sono morbidi e leggermente dorati.
11. Alla fine della cottura, spolverare con prezzemolo fresco tritato.
12. Servire caldi.

Consiglio
Puoi personalizzare questa ricetta con le tue spezie anti-infiammatorie preferite, come la curcuma e lo zenzero, per ottenere ulteriori benefici per la salute.

9 - Gazpacho Andaluso

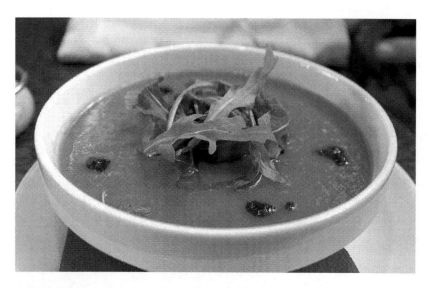

Livello: Facile
Tempo Totale: 20 minuti

Ingredienti per 2 persone
- 50 g di pane raffermo
- 250 g di pomodori maturi
- 1 cetriolo
- 1 peperone rosso
- 1 spicchio d'aglio
- 3 cucchiai di olio d'oliva extravergine
- 1 cucchiaio di aceto di sherry
- Sale e pepe nero a piacere
- Foglie di basilico o prezzemolo fresco a piacere

Procedimento
1. Tagliare il pane raffermo a tocchetti e metterlo in una ciotola. Aggiungere un po' d'acqua e lasciarlo in ammollo per qualche minuto.
2. Nel frattempo, lavare i pomodori, il cetriolo e il peperone. Rimuovere i semi dal peperone.
3. Tagliare i pomodori, il cetriolo e il peperone a pezzi grossolani.
4. Scolare il pane ammollato e metterlo nel frullatore assieme all'aglio, i pomodori, il cetriolo e il peperone.
5. Frullare fino a ottenere una crema omogenea.
6. Aggiungere l'olio d'oliva e l'aceto di sherry, quindi continuare a frullare fino a ottenere una consistenza liscia.
7. Aggiustare il sapore con sale e pepe a piacere.
8. Mettere la zuppa in frigo per almeno un'ora prima di servire.
9. Prima di servire, guarnire con foglie di basilico o prezzemolo fresco e un filo d'olio d'oliva.

Consiglio
Puoi aggiungere cubetti di pane tostato come guarnizione per un tocco croccante. Questo Gazpacho è una tipica zuppa fredda andalusa perfetta per le giornate estive.

10 - Couscous

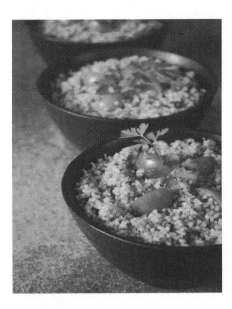

Livello: Facile
Tempo Totale: 25 minuti

Ingredienti per 2 persone
- 150 g di couscous
- 1 zucchina
- 1 carota
- 1 peperone rosso
- 1 cucchiaio d'olio d'oliva extravergine
- Curcuma in polvere a piacere
- Zenzero in polvere a piacere
- Sale e pepe a piacere
- Mandorle tostate a piacere per guarnire

Procedimento
1. Portare a ebollizione 300 ml di acqua leggermente salata.
2. Nel frattempo, lavare e tagliare a dadini piccoli la zucchina, la carota e il peperone rosso.
3. In una casseruola, scaldare l'olio d'oliva a fuoco medio.
4. Aggiungere le verdure tagliate a dadini e farle cuocere fino a quando diventano tenere.
5. Aggiungere la curcuma, lo zenzero, il sale e il pepe alle verdure e mescolare bene.
6. Versare il couscous in una ciotola e coprirlo con l'acqua bollente. Coprire la ciotola e lasciar riposare per 5-7 minuti o fino a quando il couscous assorbe tutto il liquido e diventa morbido.
7. Una volta pronto, sgranare il couscous con una forchetta.
8. Unire il couscous cotto alle verdure condite con curcuma e zenzero.
9. Mescolare bene per combinare tutti gli ingredienti.
10. Servire il couscous anti-infiammatorio, guarnendo con mandorle tostate.

Consiglio
Puoi personalizzare ulteriormente questa ricetta con erbe aromatiche fresche come il prezzemolo o la menta per un sapore extra.

11 - Ravioli di zucca e tofu

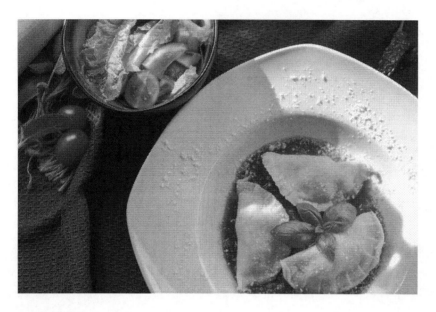

Livello: Medio
Tempo Totale: 90 minuti

Ingredienti

Per i ravioli

- 200 g di farina
- 2 uova
- 1 pizzico di sale
- Acqua (se necessario)
- Farina extra per spolverare

Per farcire

- 200 g di zucca, sbucciata e tagliata a cubetti
- 100 g di tofu, scolato e sbriciolato
- 1 cucchiaio di olio d'oliva extravergine
- 1 spicchio d'aglio, tritato
- Sale, pepe e noce moscata a piacere
  Per condire
- Un filo d'olio
- Una spolverata di grana

Procedimento

Prepara la pasta:

1. Mescola la farina e il sale in una ciotola, quindi forma un incavo al centro.
2. Rompi le uova nell'incavo e mescola gradualmente con la farina.
3. Trasferisci l'impasto su una superficie leggermente infarinata e impasta fino a ottenere una pasta liscia ed elastica. Aggiungi acqua se necessario.
4. Copri la pasta con un canovaccio umido e fai riposare per almeno 30 minuti.

Prepara il ripieno:
5.   In una padella, scalda l'olio d'oliva a fuoco medio.
6.   Soffriggi l'aglio tritato leggermente.
7.   Aggiungi i cubetti di zucca e cuoci fino a renderli morbidi.
8.   Aggiungi il tofu sbriciolato, sale, pepe e noce moscata. Mescola bene e cuoci per altri 2-3 minuti.
9.   Trasferisci il ripieno in una ciotola e lascialo raffreddare.
Prepara i ravioli:
10.   Stendi la pasta sottile con un mattarello o una macchina per la pasta.
11.   Taglia la pasta in cerchi o quadrati della dimensione desiderata per i ravioli.
12.   Metti un cucchiaino di ripieno al centro di ogni pezzo di pasta.
13.   Piega la pasta sopra il ripieno e premi i bordi per sigillarli.
14.   Cuoci i ravioli in acqua bollente leggermente salata per 3-4 minuti o fino a quando galleggiano in superficie.
15.   Scola i ravioli con cura.
16.   Servi i ravioli ripieni di zucca e tofu con una salsa leggera, come burro fuso con salvia e noci tritate, oppure con olio d'oliva e parmigiano grattugiato.

Consiglio
Si conservano già cotti in frigo per 24h.

12 - Spaghetti al pesto di zucchine

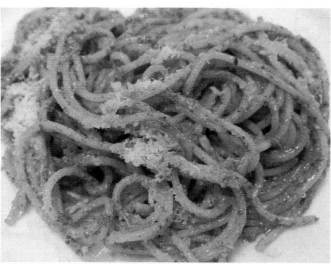

Livello: Facile
Tempo Totale: 30 minuti

Ingredienti per 1 persona

- 100 gr di pasta lunga (spaghetti)
- 1 zucchina
- 25 gr di pinoli
- 2-3 cime di basilico fresco
- un rametto di prezzemolo fresco
- 10 gr di capperi
- 1 lime
- 10 gr di olive taggiasche
- pepe ed olio a piacere
- mezzo spicchio di aglio

Procedimento

1. In una padella, versare 4 cucchiai d'olio d'oliva extravergine e rosolare uno spicchio d'aglio. Aggiungere i capperi precedentemente lavati e tritati, insieme alle olive taggiasche anch'esse finemente tritate. Dopo 2-3 minuti, spegnere il fuoco e far raffreddare l'olio.
2. In una padella antiaderente, tostare i pinoli.
3. Tagliare la zucchina, quindi estrarre la polpa con un cucchiaio e pestarla. Aggiungere il succo dei lime, un pizzico di sale e pepe nero macinato.
4. Cuocere la pasta, scolarla e mescolarla nella padella con l'olio aromatizzato per un paio di minuti.
5. Spegnere il fuoco, aggiungere il pesto di zucchina e completare il piatto con il basilico e il prezzemolo tritati in modo grossolano.

Consiglio
Si può anche evitare di tostare i pinoli. Tieni in considerazione che cambia un po' il sapore.

13 - Pasta fredda con pomodorini e lime

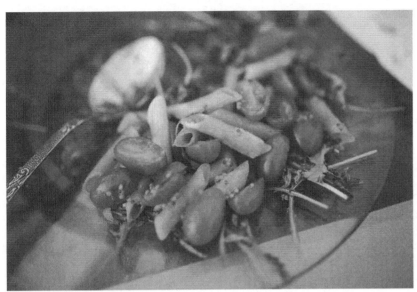

Livello: Facile
Tempo Totale: 40 minuti

Ingredienti per 1 persona
- 100 gr di Pasta
- 70 gr di pomodorini
- ½ lime
- 3 gr Menta Fresca
- Olio Evo e sale a piacere
- Sale per la pasta

Procedimento
1. Mettere a bollire l'acqua per cuocere la pasta come da indicazioni sulla confezione.
2. Una volta cotta lasciarla raffreddare per almeno 20 minuti in una ciotola (dopo averla scolata) con un filo d'olio.
3. Lavare e tagliare i pomodorini
4. Tritare la menta.
5. Versare nella ciotola della pasta i pomodorini, la menta tritata e il succo del lime.
6. Mescolare il tutto
7. Impiattare e servire.

Consiglio
Si può aggiungere anche del tofu al naturale o del formaggio leggero.

14 - Vellutata di zucchine e aneto

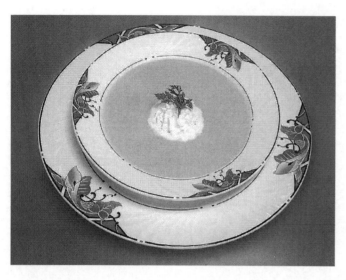

Livello: Facile
Tempo Totale: 35 minuti

Ingredienti per 2 persone
- 350 gr di Carote
- 50 gr di Porri
- 100 gr di Patate a pasta gialla
- 3 rametti di Timo fresco
- 70 gr di Ceci cotti
- Sale marino e olio d'oliva extra vergine a piacere
- 500 ml di Brodo vegetale

Procedimento
1. Sbucciare e tagliare a pezzetti le carote, le patate e i porri.
2. In una pentola, riscaldare un filo d'olio d'oliva e rosolare i porri per 2 minuti.
3. Aggiungere le carote e le patate, e far cuocere a fuoco medio per 5 minuti.
4. Aggiungere il brodo vegetale caldo e un pizzico di sale marino, quindi cuocere coperto per circa 15 minuti o finché le verdure sono tenere.
5. Frullare il tutto fino a ottenere una vellutata liscia.
6. Aggiungere le foglie di timo tritate e i ceci cotti.
7. Per i crostini, tagliare delle fette di pane in piccoli quadrati e tostarli in una padella antiaderente fino a doratura.
8. Servire la vellutata guarnita con un filo d'olio d'oliva extra vergine e accompagnata dai crostini.

Consiglio
Si può servire con un ciuffetto di formaggio light leggero.

15 - Zuppa di Pollo con Latte di Cocco e Ramen

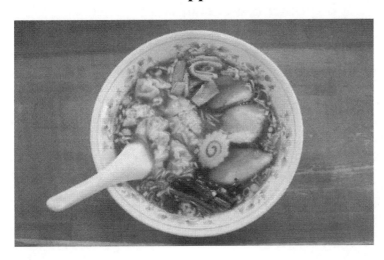

Livello: Facile
Tempo Totale: 30 minuti

Ingredienti per 4 persone
- 1 cucchiaio di olio di cocco
- 1 cipolla gialla, tritata
- 2 peperoni rossi, tritati
- 1 grande carota, tagliata a bastoncini sottili di circa 5 cm
- 2 spicchi d'aglio, tritati
- Sale kosher
- 2 lattine (circa 400 ml ciascuna) di latte di cocco (bene agitate)
- 720 ml di Brodo di Pollo Swanson
- 200 g di pollo cotto e sfilacciato da un pollo arrosto
- 80 ml di coriandolo fresco tritato, più altro per guarnire
- 1 pacchetto di ramen noodles (senza usare il condimento)
- Spicchi di lime, per servire

Procedimento
1. In una pentola capiente, riscaldare l'olio di cocco a fuoco medio.
2. Aggiungere la cipolla tritata e cuocerla fino a che diventi dorata.
3. Aggiungere i peperoni rossi, le carote e l'aglio tritato, e cuocere per circa 5 minuti o finché le verdure diventano tenere.
4. Mescolare bene e cuocere per 1-2 minuti.
5. Aggiungere una generosa presa di sale e il latte di cocco. Mescolare bene.
6. Versare il brodo di pollo e portare il tutto a ebollizione. Ridurre il calore e lasciare cuocere a fuoco lento per circa 10 minuti.
7. Aggiungere il pollo sfilacciato e il cilantro tritato. Continuare a cuocere per altri 2-3 minuti per scaldare il pollo.
8. Nel frattempo, cuocere le ramen noodles seguendo le istruzioni del pacchetto. Scolarle e sciacquarle sotto acqua fredda.
9. Per servire, distribuire le ramen noodles nelle ciotole individuali e versare sopra la zuppa al curry con il pollo.
10. Guarnire con cilantro fresco e servire con spicchi di lime per spruzzare sopra la zuppa a piacere.

Consiglio
Si può conservare in frigorifero pe 24h..

16 - Canederli agli spinaci con curcuma

Livello: Facile
Tempo Totale: 40 minuti

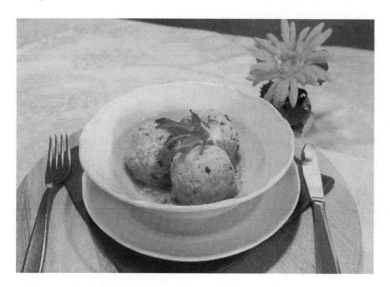

Ingredienti
- 200 g di spinaci freschi
- 200 g di pane raffermo
- 1 uovo
- 1/2 cucchiaio di farina di ceci
- 1/2 cipolla tritata finemente
- 1/2 cucchiaino di curcuma in polvere
- Sale e pepe nero, a piacere
- Olio d'oliva extra vergine
- 250 ml di yogurt greco
- 1 spicchio d'aglio, tritato
- Succo di limone, a piacere
- Sale e pepe nero, a piacere
- Foglie di menta fresca per guarnire

Procedimento
1. Riscaldare un po' d'olio d'oliva extra vergine in una padella.
2. Rosolare la cipolla finemente tritata fino a diventare traslucida.
3. Aggiungere gli spinaci freschi e cuocere fino a che si appassiscano.
4. Lasciar raffreddare e scolare l'eventuale eccesso di liquido.
5. Sbriciolare il pane raffermo in una ciotola.
6. Mescolare il pane sbriciolato con gli spinaci cotti, il tuorlo d'uovo, la farina di ceci, la curcuma in polvere, il sale e il pepe nero.
7. Formare delle palline con il composto per i canederli.

8. Portare a ebollizione una pentola di acqua leggermente salata.
9. Cuocere i canederli in acqua appena sotto il bollore per circa 10-15 minuti o finché emergono in superficie.
10. Scolarli e tenerli da parte.
11. Preparare il condimento mescolando lo yogurt greco con l'aglio tritato, il succo di limone, il sale e il pepe nero a piacere.
12. Servire i canederli su un letto di salsa allo yogurt.
13. Guarnire con foglie di menta fresca.

Consiglio
I canederli si possono preparare anche nella versione agli spinaci.

17 - Pasta ai funghi

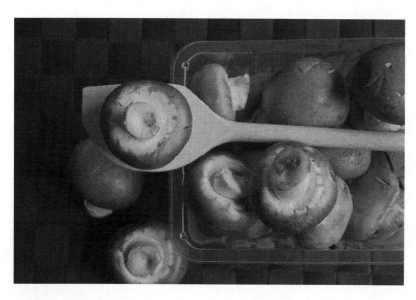

Livello: Facile
Tempo Totale: 40 minuti

Ingredienti per 2 persone
- 180 gr di pasta corta
- 60 gr di funghi porcini secchi
- 100 ml di panna fresca
- mezza cipolla
- 1 tazzina di vino bianco
- olio di oliva
- sale e pepe
- prezzemolo
- 50 gr di parmigiano grattugiato

Procedimento
1. Mettere i funghi porcini secchi in una ciotola coperti con acqua calda per ammorbidirli per circa dieci minuti.
2. Far appassire la cipolla tritata in una padella con olio.
3. Aggiungere i funghi ben strizzati e farli insaporire in padella.
4. Incorporare una quantità minima di liquido proveniente dai funghi, quindi sfumare con vino bianco.
5. Aggiungere adesso la panna, il prezzemolo e regolare con il sale.
6. Cuocere fino a ottenere una consistenza cremosa.
7. Nel frattempo cuocere la pasta e scolarla al dente. Trasferirla nella padella con il sugo ai funghi porcini, aggiungere anche il parmigiano e una spolverata di pepe, e saltare il tutto per un minuto.
8. Servire la pasta con i funghi porcini nei piatti.

Consiglio
Si possono usare anche i funghi freschi cuocendoli per bene prima.

18 - Risotto al Pepe Nero e Curcuma con Croccanti Semi di Zucca

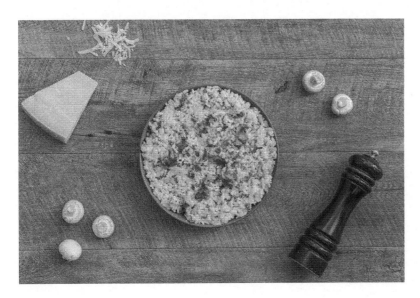

Livello: Facile
Tempo Totale: 35 minuti

Ingredienti per 2 persone

- 160 g di riso Arborio
- 1/2 cipolla, tritata finemente
- 2 cucchiai di olio d'oliva extra vergine
- 1/2 cucchiaino di curcuma in polvere
- 1/2 cucchiaino di pepe nero macinato
- 750 ml di brodo vegetale caldo
- 50 g di formaggio grattugiato (Parmigiano o Grana Padano)
- 2 cucchiai di semi di zucca tostati
- Sale, a piacere
- Prezzemolo fresco tritato per guarnire

Procedimento

1. Scaldare il brodo vegetale in una pentola e mantenerlo caldo a fuoco basso.
2. In una padella ampia, scaldare l'olio d'oliva a fuoco medio. Aggiungere la cipolla tritata e farla appassire.
3. Aggiungere il riso e tostarlo, mescolando continuamente, fino a quando diventa traslucido.
4. Aggiungere la curcuma in polvere e il pepe nero macinato. Mescolare bene.
5. Aggiungere gradualmente il brodo caldo un mestolo alla volta, mescolando costantemente e attendendo che venga assorbito prima di aggiungere altro brodo.
6. Continuare il processo fino a quando il riso è cotto al dente e il composto risulta cremoso, ci vorranno circa 18-20 minuti.
7. Spegnere il fuoco e aggiungere il formaggio grattugiato. Mescolare fino a ottenere una consistenza cremosa.
8. Aggiustare il sapore con sale, se necessario.
9. Servire il risotto caldo, guarnito con semi di zucca tostati e prezzemolo fresco tritato.

Consiglio

Per tostare i semi di zucca, basta metterli in una padella a secco a fuoco medio fino a quando diventano dorati e rilasciano un profumo aromatico. Aggiungere i semi di zucca croccanti al risotto appena prima di servire per un tocco di croccantezza.

19 - Zuppa di cereali con pomodori, funghi e menta

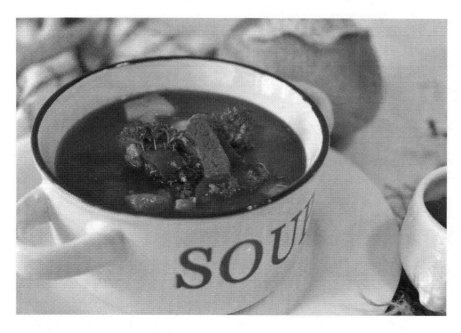

Livello: Facile
Tempo Totale: 40 minuti

Ingredienti per 4 persone
- 250 gr di farro perlato
- 40 gr di funghi secchi o freschi
- 2 pomodori maturi, tagliati a cubetti
- Foglie di menta fresca per guarnire
- Sale e pepe, a piacere

Procedimento
1. Ammollare i funghi secchi in un contenitore d'acqua.
2. Cuocere il farro perlato in acqua salata fino a raggiungere una consistenza al dente.
3. In una pentola, cuocere i funghi secchi (ammollati) e i pomodori a cubetti fino a ottenere un sugo.
4. Aggiungere il farro cotto nella pentola con funghi e pomodori e cuocere per ulteriori 5-7 minuti.
5. Regolare il sapore con sale e pepe a piacere.
6. Servire la zuppa di cereali calda, guarnendola con foglie di menta fresca..

Consiglio
Per un tocco di freschezza extra, aggiungere le foglie di menta fresca proprio prima di servire la zuppa.

20 - Risotto ai cavolfiori

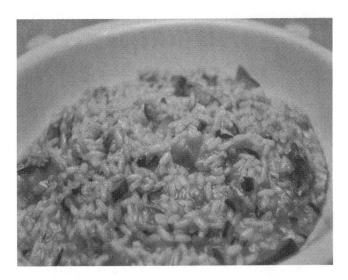

Livello: Facile
Tempo Totale: 45 minuti

Ingredienti per 1 persona
- 1 cavolfiore grande
- 100 gr di riso
- ½ spicchio aglio
- 3 gr di prezzemolo
- sale e pepe a piacere
- 10 ml di olio evo
- 30 gr di patata lessa
- 30 ml di acqua
- qualche pistillo di zafferano
- aceto di arance rosse
- vino bianco

Procedimento
1. Preparare la crema di patate mescolando la patata, il sale, l'olio, l'aceto, l'acqua e i pistilli di zafferano insieme.
2. Creare la base del risotto pulendo il cavolfiore e tagliandolo.
3. Cuocere il cavolfiore per 8 minuti in una casseruola con un filo d'olio e un po' di acqua. Rimuovere la base e conservarla.
4. Aggiungere il riso nella casseruola con un filo d'olio, rosolare per 30 secondi e quindi sfumare con un po' di vino bianco, incorporare la base e coprire con acqua bollente.
5. Condire con sale e continuare la cottura del risotto, aggiungendo acqua bollente quando necessario. Due minuti prima di completare la cottura, incorporare aglio e prezzemolo tritati e portare a termine la preparazione.
6. Mantecare il tutto con un tocco di vino bianco ed emulsionare con olio aggiunto gradualmente.
7. Servire accompagnando il risotto con la crema di zafferano, guarnendo con pistilli di zafferano e un filo d'olio.

Consiglio
Per rendere il risotto più leggero, è possibile evitare di preparare la crema di zafferano.

21 - Vellutata di patate

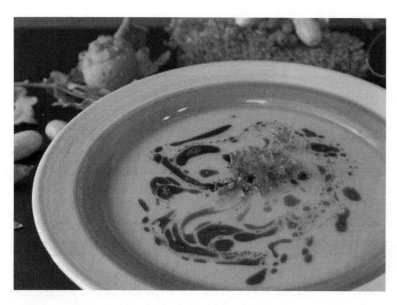

Livello: Facile
Tempo Totale: 45 minuti

Ingredienti per 4 persone
- 4 patate medie, sbucciate e tagliate a cubetti
- 1 cipolla media, tritata
- 2 spicchi d'aglio, tritati
- 1 carota, sbucciata e tagliata a rondelle
- 2 steli di sedano, tagliati a rondelle
- 1 litro di brodo vegetale (senza aggiunta di sale)
- 2 cucchiai di olio d'oliva extra vergine
- 1 cucchiaino di zenzero fresco grattugiato
- Sale e pepe nero macinato, a piacere
- Foglie di basilico fresco per guarnire

Procedimento
1. In una pentola capiente, scaldare l'olio d'oliva a fuoco medio. Aggiungere la cipolla, l'aglio, la carota e il sedano e farli appassire leggermente.
2. Aggiungere le patate a cubetti e il zenzero grattugiato. Mescolare bene e far cuocere per alcuni minuti.
3. Versare il brodo vegetale nella pentola e portare ad ebollizione. Ridurre quindi il calore, coprire e lasciare cuocere a fuoco lento per circa 20-25 minuti o finché le patate sono morbide.
4. Utilizzando un frullatore ad immersione, frullare la zuppa fino a ottenere una consistenza liscia e vellutata. Se la vellutata risulta troppo densa, si può aggiungere un po' di brodo aggiuntivo.
5. Assaggiare e regolare il sapore con sale e pepe a piacere.
6. Servire la vellutata di patate calda, guarnita con foglie di basilico fresco.

Consiglio
Si possono aggiungere erbe fresche o spezie a piacere, come timo o rosmarino, per variare il sapore.

22 - Zuppa di asparagi e zucchine

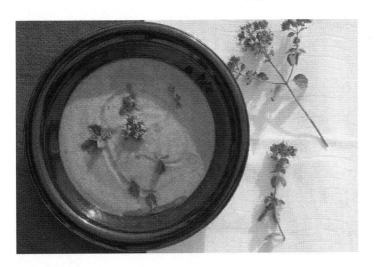

Livello: Facile
Tempo Totale: 30 minuti

Ingredienti
- 100 gr di Carote
- 250 gr di zucchine
- 40 gr di Cipolla
- 250 gr di Asparagi verdi
- 1,5 l di Acqua
- 6 gr di Sale grosso
- Olio Evo a piacere

Procedimento
1. Tagliare le carote in pezzi piccoli.
2. Tagliare le zucchine a cubetti.
3. Sminuzzare la cipolla finemente.
4. Preparare gli asparagi rimuovendo le estremità e tagliandoli a pezzetti.
5. Riscaldare una pentola con olio extra vergine a piacere.
6. Rosolare la cipolla in olio fino a diventare traslucida.
7. Aggiungere le carote e le zucchine e cuocere finché diventano tenere.
8. Incorporare gli asparagi e cuocere per qualche minuto.
9. Aggiungere l'acqua e il sale grosso.
10. Portare la zuppa a ebollizione e lasciare cuocere per 15 minuti.
11. Aggiungere un po' di olio extra vergine a piacere.
12. Servire la zuppa di asparagi e zucchine calda.

Consiglio
Per dare un tocco di freschezza alla zuppa, cospargere con erbe aromatiche fresche come prezzemolo o basilico prima di servire.

23 - Mie goreng Indonesiano

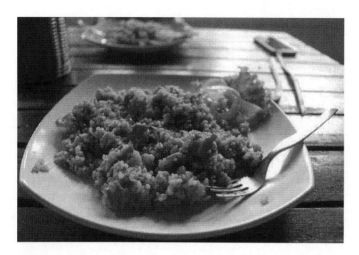

Livello: Facile
Tempo Totale: 40 minuti

Ingredienti

- 200 g di noodle (preferibilmente noodle di uova o noodle di grano)
- 2 cucchiai di olio vegetale
- 2 spicchi d'aglio, tritati finemente
- 1 cipolla, tritata finemente
- 2 uova
- 200 g di pollo o gamberi, a cubetti (o scegli una proteina a tua scelta)
- 100 g di cavolo, tagliato a strisce
- 100 g di fagiolini verdi, tagliati a pezzi
- 2 cucchiai di salsa di soia
- 1 cucchiaio di salsa di ostriche (facoltativa)
- 1 cucchiaino di zucchero
- Peperoncino rosso fresco, a fette (a piacere, per il piccante)
- Limone, tagliato in spicchi (per servire)

Procedimento

1. Cuocere i noodle secondo le istruzioni sulla confezione, quindi scolarli e risciacquarli con acqua fredda.
2. Riscaldare l'olio vegetale in una grande padella o wok a fuoco medio-alto.
3. Soffriggere l'aglio e la cipolla tritati fino a doratura e profumo.
4. Aggiungere la proteina scelta (pollo o gamberi) e cuocere fino a cottura completa.
5. Sbattere le uova in una ciotola e versarle nella padella con la proteina. Mescolare fino a rapprendersi e spezzettarsi.
6. Aggiungere il cavolo e i fagiolini verdi, poi i noodle cotti.
7. Aggiungere la salsa di soia, la salsa di ostriche (se desiderato) e il cucchiaino di zucchero. Mescolare bene per distribuire uniformemente i sapori.
8. Aggiungere il peperoncino rosso a fette se desiderato.

Consiglio

Il Mie Goreng è altamente personalizzabile. Puoi aggiungere ingredienti come germogli di soia, pezzi di pomodoro, gamberi, tofu o qualsiasi verdura preferita per creare la tua versione speciale.

24 - Risotto alle pere

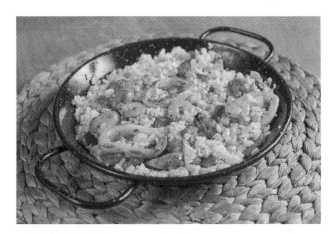

Livello: Intermedio
Tempo Totale: 45 minuti

Ingredienti

- 1 tazza di riso Arborio
- 2 pere mature, pelate, denocciolate e tagliate a cubetti
- 1 cipolla, tritata finemente
- 2 spicchi d'aglio, tritati
- 4 tazze di brodo vegetale
- 1/2 tazza di vino bianco
- 2 cucchiai di olio d'oliva
- 1 cucchiaino di curcuma in polvere
- Sale e pepe, a piacere
- Formaggio pecorino (opzionale) per guarnire
- Foglie di basilico fresco per decorare

Procedimento

1. Riscaldare il brodo vegetale in una pentola e tenerlo caldo a fuoco basso.
2. In una padella ampia, riscaldare l'olio d'oliva a fuoco medio. Aggiungere la cipolla tritata e l'aglio tritato e soffriggerli fino a diventare traslucidi.
3. Aggiungere il riso Arborio e tostare per un paio di minuti, mescolando costantemente.
4. Versare il vino bianco nella padella e mescolare finché il vino viene assorbito.
5. Aggiungere il cucchiaino di curcuma in polvere e mescolare per distribuirlo uniformemente.
6. Iniziare ad aggiungere il brodo caldo un mestolo alla volta, mescolando costantemente e aspettando che il liquido venga assorbito prima di aggiungerne altro.
7. Dopo circa 15 minuti, quando il riso è a metà cottura, aggiungere le pere a cubetti e continuare a cuocere finché il riso è al dente e il composto è cremoso.
8. Aggiungere sale e pepe a piacere.
9. Servire il risotto caldo, guarnendo con formaggio pecorino (se desiderato) e foglie di basilico fresco.

Consiglio

Per un extra tocco antinfiammatorio, puoi aggiungere una manciata di noci tritate al momento di servire il risotto. Le noci sono ricche di acidi grassi omega-3, noti per le loro proprietà antinfiammatorie.

25 - Pad thai con gamberetti

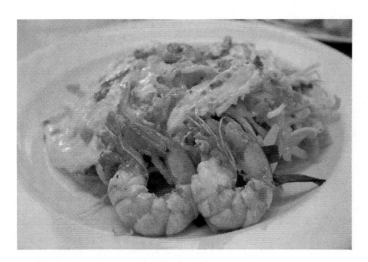

Livello: Facile
Tempo Totale: 35 minuti

Ingredienti per 2 persone
- 150 gr di spaghetti di riso
- 150 gr di gamberetti sgusciati
- 2 cucchiai di olio vegetale
- 1 uovo
- 2 spicchi d'aglio, tritati finemente
- 2 cucchiai di salsa di pesce
- 2 cucchiai di zucchero di canna
- 2 cucchiai di succo di lime
- 1 cucchiaino di salsa di ostriche
- Peperoncino rosso secco, a piacere
- 50 gr di germogli di soia
- 2 cipollotti, tritati
- Arachidi tostate tritate, per guarnire
- Lime, per guarnire
- Prezzemolo fresco, per guarnire

Procedimento
1. Cuocere gli spaghetti di riso seguendo le istruzioni sulla confezione.
2. Scolare gli spaghetti e raffreddarli sotto l'acqua fredda. Metterli da parte.
3. Scaldare una padella grande con un cucchiaio di olio vegetale a fuoco medio.
4. Triturare finemente l'aglio e aggiungerlo nella padella.
5. Cuocere l'aglio fino a renderlo fragrante.
6. Aggiungere i gamberetti sgusciati nella padella.
7. Cuocere i gamberetti fino a quando diventano rosa e completamente cotti.
8. Trasferire i gamberetti su un piatto e tenerli da parte.
9. Nella stessa padella, aggiungere un altro cucchiaio di olio vegetale.
10. Sbattere l'uovo e versarlo nella padella.

11. Cuocere l'uovo mescolandolo delicatamente fino a quando si rapprende.
12. Aggiungere gli spaghetti di riso cotti nella padella con l'uovo.
13. Mescolare bene gli spaghetti con l'uovo.
14. In una ciotola piccola, mescolare la salsa di pesce, lo zucchero di canna, il succo di lime, la salsa di ostriche e il peperoncino rosso secco (aggiungere il peperoncino a piacere per il livello di piccantezza desiderato).
15. Versare la miscela di salsa sopra gli spaghetti nella padella.
16. Mescolare bene gli ingredienti nella padella.
17. Aggiungere i gamberetti cotti, i germogli di soia e i cipollotti tritati nella padella.
18. Mescolare tutto insieme fino a quando gli ingredienti sono ben combinati e riscaldati.
19. Servire il Pad Thai caldo e guarnire il piatto con arachidi tostate tritate, fettine di lime e prezzemolo fresco.

Consiglio
Puoi personalizzare il Pad Thai con altri ingredienti come tofu, pollo o maiale se non ti piacciono i gamberetti.

26 - Spaghetti di riso con verdure e tofu

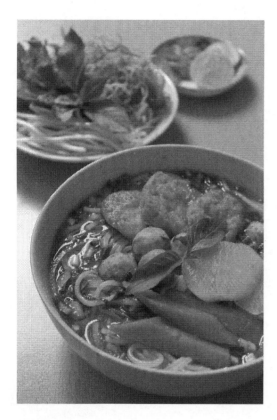

Livello: Facile
Tempo Totale: 30 minuti

Ingredienti per 2 persone
- 150g di spaghetti di riso
- 200g di tofu tagliato a dadini
- 1 zucchina, tagliata a fettine sottili
- 1 carota, tagliata a julienne
- 1 peperone rosso, tagliato a strisce sottili
- 2 cucchiai di olio vegetale
- 2 spicchi d'aglio, tritati finemente
- 2 cucchiai di salsa di soia
- 1 cucchiaio di olio di sesamo
- 1 cucchiaino di zenzero fresco grattugiato
- Sale e pepe, q.b.
- Anacardi tostati (facoltativo), per guarnire
- Cipollotti freschi, per guarnire

Procedimento

1. Cuocere gli spaghetti di riso seguendo le istruzioni sulla confezione e poi scolarli.
2. In una padella antiaderente, scaldare l'olio vegetale e cuocere il tofu tagliato a dadini finché diventa dorato, quindi metterlo da parte.
3. Nella stessa padella, soffriggere l'aglio tritato fino a renderlo fragrante, quindi aggiungere le zucchine, le carote e il peperone rosso e cuocerli fino a renderli teneri ma ancora croccanti.
4. Condire le verdure con la salsa di soia, l'olio di sesamo, lo zenzero grattugiato, sale e pepe, mescolando bene per distribuire il condimento uniformemente.
5. Aggiungere gli spaghetti di riso cotti nella padella con le verdure, insieme al tofu precedentemente cotto.
6. Mescolare tutto insieme per riscaldare e amalgamare gli ingredienti.
7. Servire gli spaghetti di riso con verdure e tofu caldi e guarnire con anacardi tostati e cipollotti freschi affettati per un tocco extra di sapore e freschezza.

Consiglio

Personalizza questa ricetta con le verdure di tua scelta, come i funghi o i piselli, per rendere il piatto ancora più gustoso.

27 - Sushi di verdure

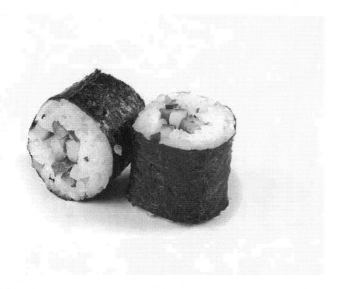

Livello: Intermedio
Tempo Totale: 50 minuti

Ingredienti

- 400 gr di riso per sushi
- 30 gr di Carote
- 2 Funghi shiitake ammollati
- 60 gr di Avocado Maturo
- 2 fogli Alga Nori
- 20 gr di Cetriolo
- Semi di sesamo nero tostati a piacere
- Salsa di soia (shoyu) a piacere
- 1 cucchiaino di Wasabi in polvere

Procedimento

1. Cucinare il Riso per sushi seguendo una ricetta base per riso da sushi.
2. Mettere in immersione i funghi shitake.
3. Affettare la carota a strisce sottili (julienne) e l'avocado a spicchi, ottenendo 2 rotoli da 4 spicchi ciascuno.
4. Tagliare il cetriolo togliendo la parte verde e affettarla sottile come la carota.
5. Saltare i funghi shitake in padella con un filo d'olio e poi tagliarli a strisce sottili.
6. Disporre un foglio di alga nori sulla stuoia di bambù (makisu) e, con le mani umide, distribuire uniformemente il riso sull'alga, lasciando una zona senza riso per sigillare il rotolo.
7. Cospargere il riso con i semi di sesamo nero tostati.
8. Posizionare con ordine le verdure affettate a strisce sulla parte centrale del riso, evitando di mescolarle. Creare delle strisce separate per ciascuna verdura.
9. Leggermente inumidire la zona di alga senza riso.
10. Arrotolare il maki sushi usando la stuoia di bambù per aiuto.

11. Una volta arrotolato, premere saldamente il rotolo con la stuoia.
12. Estrarre il rotolo ben compresso dalla stuoia e posizionarlo sul tagliere.
13. Tagliare il rotolo prima a metà, poi in quarti e successivamente in otto pezzi.
14. Servire il sushi vegetariano con un po' di wasabi (in polvere o in pasta) e salsa di soia.

Consiglio
La freschezza degli ingredienti farà davvero la differenza nel risultato finale del tuo sushi, rendendolo più delizioso e sicuro da consumare.

28 - Pasta con erbette

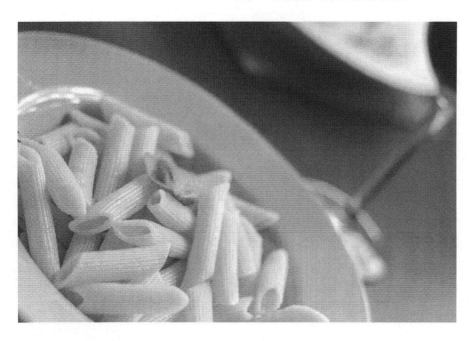

Livello: Facile
Tempo Totale: 25 minuti

Ingredienti per 2 persone

- 200g di pasta (come spaghetti o linguine)
- 200g di erbette fresche (spinaci, rucola, o altro a scelta)
- 2 cucchiai di olio d'oliva
- 2 spicchi d'aglio, tritati finemente
- Sale e pepe, q.b.
- Formaggio grattugiato (parmigiano o pecorino), per guarnire (facoltativo)
- Noci tritate (facoltativo)

Procedimento

1. Portare a ebollizione una pentola d'acqua salata e cuocere la pasta fino a quando è al dente.
2. Nel frattempo, in una padella grande, scaldare l'olio d'oliva a fuoco medio.
3. Aggiungere l'aglio tritato e soffriggere fino a quando l'aglio diventa dorato.
4. Aggiungere le erbette fresche nella padella e rosolare fino a quando appassiscono leggermente.
5. Scolare la pasta cotta e aggiungerla direttamente nella padella con le erbette.
6. Mescolare bene gli ingredienti in padella, assicurandoti che la pasta sia ben condita con l'aglio, l'olio e le erbette.
7. Aggiungere sale e pepe a piacere e mescolare nuovamente.
8. Servire la pasta con erbette calda, guarnendo con formaggio grattugiato e noci tritate se lo desideri.

Consiglio

Con questa ricetta si possono anche abbinare i fusilli o le penne.

29 - Jiaozi: Ravioli cinesi

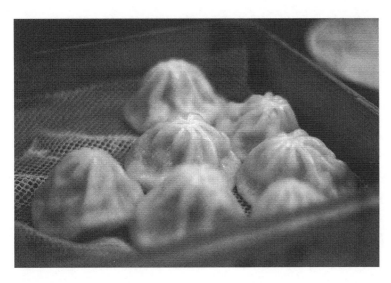

Livello: Intermedio
Tempo Totale: 1h e 10 minuti

Ingredienti

Per l'impasto
- 200 gr di Farina di riso
- 90 ml di Acqua

Per il ripieno
- 50 gr di Cavolo cappuccio
- 5 gr di Funghi shiitake secchi
- 20 gr di Spaghetti di soia secchi
- 60 gr di Carote
- 5 gr di Funghi neri cinesi secchi

Procedimento

1. Tagliare finemente le verdure e i funghi che sono stati in ammollo per 30 minuti.
2. Immergere gli spaghetti di soia in acqua bollente per 4 minuti. Poi, unire gli spaghetti alle verdure e saltarli in padella con un filo d'olio per 2 minuti.
3. Versare l'acqua nella farina e mescolarla accuratamente.
4. Impastare fino a ottenere una palla liscia.
5. Dare forma all'impasto come se fosse un serpente e coprirlo con un panno pulito.
6. Creare i dumpling cinesi. Suddividere l'impasto in pezzetti lunghi 2 cm e larghi 2 cm, quindi appiattirli con un mattarello fino a ottenere dischetti di 8 cm di diametro.
7. Usando le dita, sottolineare i bordi, tirandoli leggermente verso l'esterno.
8. Mettere un cucchiaino colmo di ripieno nel dischetto, posizionandolo al centro della mano sinistra.
9. Chiudere i ravioli a forma di mezzaluna con un movimento speciale della mano sinistra per creare delle onde, che verranno pressate con la mano destra.
10. I ravioli cinesi devono essere cotti con il vapore, quindi è necessaria una vaporiera. Se si utilizza una vaporiera di bambù, posizionare delle foglie di lattuga o altro tipo di verdura a foglia larga sulla base e disporvi sopra i ravioli. Se si utilizza una vaporiera in acciaio, spennellare leggermente ogni raviolo con olio in modo che non si attacchino.

11. Coprire il coperchio della vaporiera dopo aver portato l'acqua nella pentola sottostante a ebollizione, e cuocere i ravioli per 10 minuti.

Consiglio
Questi ravioli sono una scelta eccellente per chi desidera gustare un pasto asiatico vegano senza rinunciare al sapore.

30 - Pasta panna e prosciutto

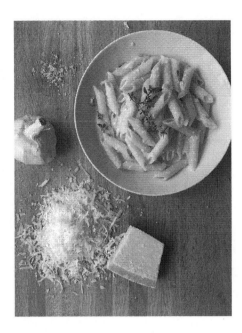

Livello: Facile
Tempo Totale: 30 minuti

Ingredienti per 1 persona

- 100 gr di pasta corta (penne)
- 70 ml di panna
- 40 gr di prosciutto cotto a dadini
- sale e olio a piacere
- prezzemolo a piacere

Procedimento

1. Aggiungere una quantità adeguata di acqua in una pentola e portarla a ebollizione. Quando l'acqua è in ebollizione, incorporare sale (a discrezione, in base alla quantità d'acqua).
2. Cucinare la pasta seguendo le indicazioni di tempo riportate sulla confezione.
3. In una pentola antiaderente, mettere a riscaldare il prosciutto cotto tagliato a dadini utilizzando un filo d'olio.
4. Successivamente, introdurre la panna e mescolare per alcuni minuti.
5. Se la crema si asciuga troppo, aggiungere un mestolo di acqua di cottura. Spegnere il fuoco dopo breve tempo.
6. Una volta che la pasta è pronta, scolarla e trasferirla nella pentola con la crema. Accendere il fornello e mescolare con intensità media per 1 minuto.
7. Disporre il piatto e servire, guarnendo con prezzemolo.

Consiglio

È possibile arricchire la preparazione con funghi, se sono di stagione, ma è importante saperli pulire e cucinare correttamente.

31 - Insalata di pasta con verdure

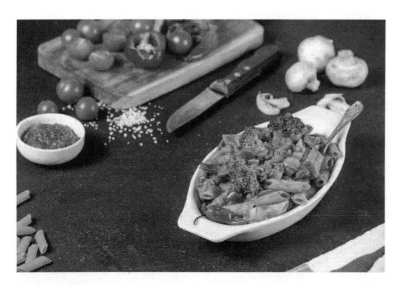

Livello: Facile
Tempo Totale: 45 minuti

Ingredienti per 1 persona

- 100 gr di pasta corta
- piselli già cotti a piacere
- pomodorini a piacere
- mais già cotto a piacere
- sale e olio a piacere
- prezzemolo a piacere

Procedimento

1. Versare una quantità sufficiente di acqua in una pentola e portarla a ebollizione. Quando l'acqua raggiunge il punto di ebollizione, aggiungere il sale (a discrezione, in base alla quantità d'acqua).
2. Cuocere la pasta rispettando il tempo indicato sulla confezione.
3. Nel frattempo, lavare i pomodorini e tagliarli in piccoli spicchi. Trasferirli in una ciotola.
4. Scolare i piselli e il mais, regolandosi in base alle preferenze personali, quindi unirli ai pomodorini, aggiungendo una leggera quantità di sale.
5. Una volta cotta la pasta, scolarla e versarla in una ciotola, aggiungendo un filo d'olio.
6. Mescolare bene e lasciar raffreddare (questo processo richiederà almeno mezz'ora).
7. Una volta fredda, incorporare le verdure, mescolando e aggiungendo ulteriormente un filo d'olio e il prezzemolo.
8. Presentare il piatto e servire.

Consiglio

I piselli e il mais precedentemente cotti e aperti possono essere conservati in un contenitore sigillato in frigorifero per un massimo di 48 ore.

32 - Tagliolini con limone e noci

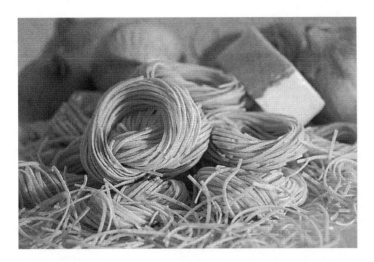

Livello: Facile
Tempo Totale: 25 minuti

Ingredienti

- 200g di tagliolini
- 100g di noci tostate
- Scorza di 1 lime, grattugiata
- Succo di 1 lime
- 2 cucchiai di burro
- 2 cucchiai di olio d'oliva
- Sale e pepe, q.b.
- Parmigiano grattugiato, per guarnire (facoltativo)
- Foglie di basilico, per guarnire

Procedimento

1. Portare una pentola d'acqua salata a ebollizione.
2. Nel frattempo, tritare finemente le noci tostate.
3. In una padella, scaldare il burro e l'olio d'oliva a fuoco medio.
4. Aggiungere le noci tritate nella padella e farle tostare leggermente.
5. Cuocere i tagliolini nell'acqua bollente fino a quando sono al dente.
6. Nel frattempo, grattugiare la scorza di lime e spremerne il succo.
7. Aggiungere la scorza di lime grattugiata e il succo di lime alle noci nella padella. Mescolare bene.
8. Scolare i tagliolini cotti e trasferirli nella padella con il condimento al lime e noci.
9. Mescolare il tutto in modo che i tagliolini siano ben conditi.
10. Aggiungere sale e pepe a piacere.
11. Servire i tagliolini con noci e lime, guarnendo con parmigiano grattugiato (se desiderato) e foglie di basilico.

Consiglio

Per un tocco extra di freschezza, puoi aggiungere alcune foglie di basilico fresco sopra i tagliolini prima di servire.

33 - Crema di broccoli e cavolfiori

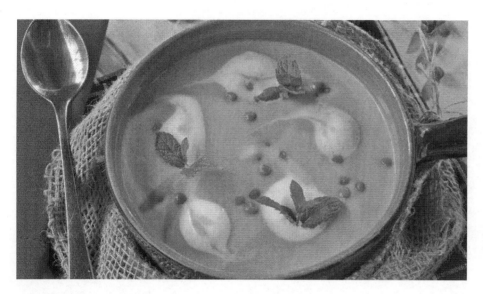

Livello: Facile
Tempo Totale: 45 minuti

Ingredienti

- 400 gr di Cavolfiore Bianco
- 200 gr di Acqua
- 300 gr di Broccoli
- Sale e olio evo a piacere

Procedimento
1. Preparare e lavare il cavolfiore.
2. Cucinarlo al vapore o in acqua bollente per 25 minuti.
3. Preparare il broccolo, tagliando le estremità più piccole in quarti e saltandole in padella con un filo d'olio, sale e uno spicchio d'aglio fino a quando saranno leggermente dorati.
4. Dopo aver cotto il cavolfiore, frullarlo con l'aggiunta d'acqua fino a ottenere una crema liscia ma non troppo densa.
5. Aggiungere il sale e servire il piatto con una spolverata di pepe, un filo d'olio e con i broccoletti saltati come guarnizione.

Consiglio
Se lo si desidera, è possibile aggiungere mezza carota precotta per variare il sapore e la consistenza della crema.

34 - Bigoli con panna e porcini

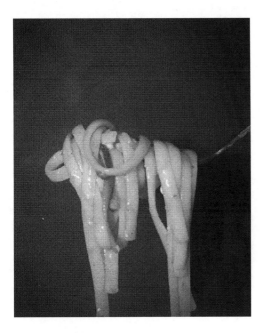

Livello: Facile
Tempo Totale: 50 minuti

Ingredienti per 1 persona
- 100 gr di Bigoli
- 50 gr di Sheese spalmabile
- 15 ml di Panna di soia
- 100 gr di Porcini freschi
- Un pizzico di erbe aromatiche: timo, erba cipollina, prezzemolo
- Sale e olio evo a piacere

Procedimento
1. Unire il formaggio vegano spalmabile con la panna di soia e le erbe aromatiche.
2. Affettare i funghi porcini in fettine leggermente spesse in modo che mantengano la loro consistenza durante la cottura.
3. Rosolare i funghi porcini in padella con un filo d'olio, e una volta che iniziano a rilasciare umidità, condire con sale e cospargere di prezzemolo tritato.
4. Nel frattempo, cuocere i bigoli.
5. Dopo averli cotti, scolarli e mescolarli con il condimento a base di funghi porcini.
6. Servire i bigoli, accompagnandoli con una ciotolina di formaggio vegano alle erbe.

Consiglio
Lo "sheese" è un formaggio vegano spalmabile, ma si può sostituire con del formaggio spalmabile tradizionale per trasformare la ricetta da vegana a vegetariana.

35 - Topinambur con cavoletti di bruxelles

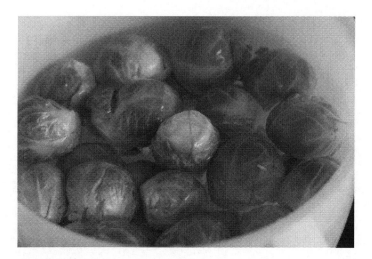

Livello: Facile
Tempo Totale: 40 minuti

Ingredienti

- 250 gr di cavoletti di Bruxelles
- 200 gr di pasta (a scelta)
- 2 cucchiai di olio d'oliva
- 2 spicchi d'aglio, tritati finemente
- 1 peperoncino rosso secco (opzionale, per un tocco di piccante)
- Sale e pepe, q.b.
- Formaggio grattugiato (come Parmigiano o Pecorino), per guarnire (facoltativo)

Procedimento

1. Lavare e mondare i cavoletti di Bruxelles, quindi tagliarli a metà o in quarti, a seconda delle dimensioni.
2. Portare una pentola d'acqua salata a ebollizione.
3. Aggiungere la pasta nell'acqua bollente e cuocerla seguendo le istruzioni sulla confezione.
4. Nel frattempo, in una padella, riscaldare l'olio d'oliva a fuoco medio.
5. Aggiungere l'aglio tritato e il peperoncino rosso secco (se si desidera un tocco piccante) e soffriggere fino a che l'aglio diventa dorato.
6. Aggiungere i cavoletti di Bruxelles nella padella con l'aglio e il peperoncino. Soffriggerli fino a quando diventano dorati e teneri.
7. Scolare la pasta una volta che è cotta al dente.
8. Unire la pasta nella padella con i cavoletti di Bruxelles e condire il tutto con l'olio d'oliva rimasto. Mescolare bene.
9. Aggiungere sale e pepe a piacere, quindi mescolare nuovamente.
10. Servire il piatto caldo, guarnendo con formaggio grattugiato se lo desiderate.

Consiglio

Puoi arricchire questa ricetta aggiungendo noci tostate o pinoli per un tocco croccante.

Cap. 3 - Ricette per la cena

In molte tradizioni alimentari, la cena è considerata il pasto "meno significativo" in quanto non richiede un apporto calorico così elevato, poiché ci prepariamo semplicemente a dormire.
Ti suggerisco di evitare di eccedere con il cibo durante la cena e di rimanere attento al tuo benessere fisico dopo aver sperimentato queste preparazioni.
Ciò che una persona può considerare leggero potrebbe risultare pesante per un'altra, il che significa che alcune delle ricette che ho classificato come "cena" potrebbero essere troppo sostanziose per te.
Per questo motivo, sentiti libero di scambiare le ricette del pranzo con quelle della cena, se lo preferisci.

In questa sezione troverai ben 35 proposte culinarie per la cena, che comprendono piatti a base di carne, pesce, ma anche opzioni vegetariane e vegane.

È importante sottolineare che queste ricette non sono state create da uno specialista, pertanto è fondamentale consultare il proprio medico di fiducia prima di apportare cambiamenti significativi alla propria dieta.

1 - Insalata mista vegana

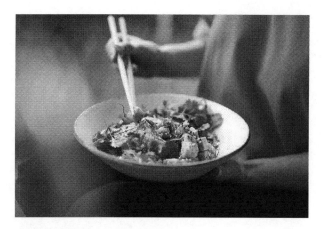

Livello: Facile
Tempo Totale: 50 minuti

Ingredienti per 2 persone

- 500 gr di cime di cavolfiore
- 1 cucchiaio di olio extravergine di oliva
- 1 avocado
- sale e pepe a piacere
- cavolo tritato a sufficienza
- 1 cucchiaio di mirtilli
- 1 spicchio d'aglio
- 4 barbabietole
- 1 cucchiaino di curcuma
- 1 cucchiaio di noci crude tritate
- pepe di cayenna e lievito alimentare al gusto.

Procedimento

1. Accendere il forno e preriscaldare a 200 gradi.
2. Rivestire una teglia con un foglio, spruzzare con cocco o olio d'oliva e mettere da parte.
3. Condire, in una ciotola spaziosa, il cavolfiore con l'olio d'oliva. Spolverare con curcuma e mescolare.
4. Distribuire il cavolfiore sulla teglia. Aggiungere sale marino e pepe, nonché un po' di pepe di cayenna e lievito nutrizionale, se desiderato.
5. Cuocere il cavolfiore per circa 30 minuti, facendo una verifica a metà cottura.
6. Quando il cavolfiore è quasi pronto, riscaldare una padella capiente o una padella con un po' di olio di cocco in spray o un filo d'olio a fuoco medio. Aggiungere il cavolo e mescolare finché non inizia ad appassire e grattugiare l'aglio.
7. Tagliare l'avocado a cubetti o fette. Dividere il cavolo tra le ciotole, aggiungere il cavolfiore arrostito con curcuma, le barbabietole, l'avocado, i mirtilli e le noci.

Consiglio

Ricetta priva di derivati animali. Le verdure possono essere sostituite con altre a piacere.

2 - Zuppa di fagioli

Livello: Facile
Tempo Totale: 30 minuti

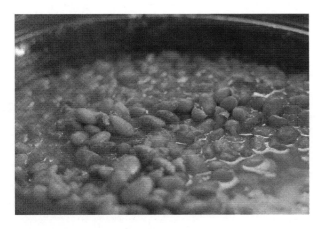

Ingredienti per circa 2 persone
- 250 gr di fagioli bianchi
- Acqua a sufficienza
- 1 cucchiai di olio d'oliva
- mezza testa d'aglio non sbucciata
- mezzo rametto di salvia fresca
- mezzo cucchiaino di grani di pepe nero intero
- mezzo cucchiaino di sale kosher grosso
- Olio extravergine di oliva a piacere

Procedimento
1. Posizionare i fagioli in una ciotola spaziosa. Coprire con acqua fresca (almeno 6 tazze) e lasciare in ammollo per una notte.
2. Drenare i fagioli e collocarli in una grande pentola. Inserire 8 tazze di acqua a temperatura ambiente, 2 cucchiai di olio di oliva, aglio, timo e pepe nero in grani.
3. Portare a ebollizione a fuoco medio-alto. Ridurre la temperatura a medio-bassa; cucinare a fuoco lento senza coperchio per 1 ora e mezza, mescolando periodicamente.
4. Incorporare 1 cucchiaino di sale grosso e continuare a cuocere a fuoco lento fino a quando i fagioli diventano morbidi, aggiungendo ulteriore acqua se necessario per mantenere i fagioli sommersi.
5. Scollegare e raffreddare i fagioli (ci vorrà circa 1 ora).
6. Utilizzando un cucchiaio forato, trasferire i fagioli nella ciotola da portata, mantenendo il liquido di cottura dei fagioli, ma eliminando l'aglio, il timo e i grani di pepe.
7. Condire i fagioli a piacere con pepe e altro sale grosso.
8. Condire con olio extravergine d'oliva e servire.

Consiglio
È possibile usare il liquido di cottura dei fagioli per fare un brodo.

3 - Salmone con doppia cottura

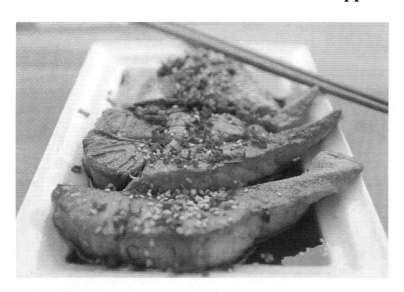

Livello: Facile
Tempo Totale: 40 minuti

Ingredienti per 2 persone
- 2 pezzi di salmone
- 1 limoni
- 2 noci di burro
- 1 cucchiaio di aglio tritato
- qualche foglia di basilico dolce essiccata

Procedimento
1. Preriscaldare il forno a 180°.
2. Ricoprire una teglia con carta da forno e posizionare il salmone sulla teglia.
3. In un pentolino, mettere il burro, l'aglio e il basilico.
4. Mescolare a fuoco a bassa temperatura fino a quando il burro non si liquefa.
5. Versare uniformemente la miscela di burro sul pesce.
6. Spremere metà limone su ciascun filetto.
7. Cuocere per 15-17 minuti, fino a raggiungere il grado di cottura desiderato.
8. Se presente nel tuo forno, attivare il grill superiore.
9. Grigliare per 1-2 minuti per rendere croccanti i bordi del salmone.
10. Impiattare e servire.

Consiglio
È possibile conservare in frigorifero per 24h.

4 - Insalata di Mango

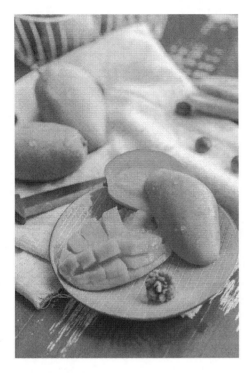

Livello: Facile
Tempo Totale: 10 minuti

Ingredienti

- ¼ di cucchiaino di scorza di lime
- ¼ tazza di succo di lime
- 2 cucchiai di zucchero di palma
- 1 mango
- ½ tazza di germogli di piselli
- mezza cipolla
- Pepe macinato fresco, a piacere
- un goccio di aceto (di mela è preferibile poichè rimane dolce)

Procedimento

1. Mescolare la buccia di lime, il succo di lime e il dolcificante in una ciotola spaziosa.
2. Incorporare nella vinaigrette il mango tagliato a cubetti, la cipolla a cubetti e i germogli di piselli (o germogli).
3. Agitare e cospargere con un po' di pepe prima di servire.

Consiglio

La stessa ricetta si può eseguire con la papaya

5 - Frittata di melanzane e formaggio

Livello: Facile
Tempo Totale: 20 minuti

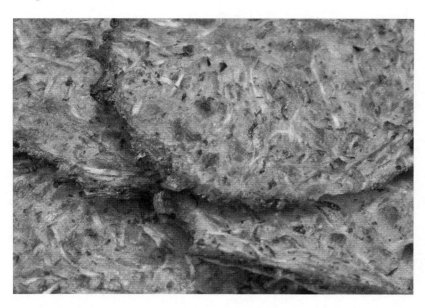

Ingredienti per 1 frittata

- 1 porro piccolo
- 1 cipollotto
- 120 ml di panna da cucina light
- un pezzetto di formaggio di capra a pasta cruda
- 3 uova fresche
- sale rosa
- olio extravergine di cocco
- 50 gr di melanzana
- olio EVO
- una noce di burro

Procedimento

1. Lavare la melanzane, tagliarla a tocchetti e cuocerla in padella con un goccio di olio evo
2. Imburrare il fondo di una padella antiaderente e rosolare il porro e il cipollotto, affettati sottilmente, per 10 minuti.
3. Battere le uova in un piatto fondo (sia l'albume che il tuorlo) con un po' di sale, aggiungere la panna e mescolare fino a ottenere un composto omogeneo.
4. Incorporare anche il formaggio tagliato a piccoli cubetti e versare il tutto sul porro e il cipollotto nella padella.
5. Aggiungere le melanzane.
6. Cuocere a fuoco moderato per circa 6-7 minuti.
7. Coprire l'intera padella, girare la frittata e proseguire la cottura per altri 6-7 minuti.
8. Impiattare e servire.

Consiglio
La melanzana può essere sostituita con la zucchina

7 - Sedano rapa gratinato al forno

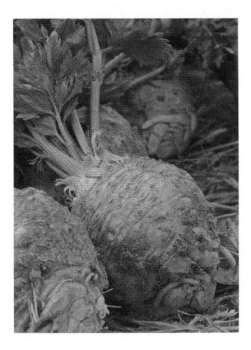

Livello: Intermedio
Tempo Totale: 1h

Ingredienti

- 1 sedano rapa
- 2 cucchiai di burro
- 2 cucchiai di farina
- 1 tazza di latte
- 1/2 tazza di formaggio grattugiato (come Gruyère o Parmigiano)
- Sale e pepe a piacere
- Una spruzzata di noce moscata (opzionale)
- Prezzemolo fresco tritato per guarnire

Procedimento
1. Sbucciare il sedano rapa e tagliarlo a fette sottili o cubetti.
2. Sciogliere il burro in una pentola a fuoco medio.
3. Aggiungere la farina e mescolare fino a ottenere un roux dorato.
4. Versare gradualmente il latte nel roux, mescolando costantemente per evitare grumi e cuocere fino a ottenere una salsa liscia e densa.
5. Aggiungere metà del formaggio grattugiato alla salsa e mescolare finché il formaggio si è completamente sciolto. Opzionalmente, aggiungere noce moscata, sale e pepe a piacere.
6. Disporre il sedano rapa nella pirofila precedentemente ungente.
7. Versare la salsa al formaggio sopra il sedano rapa.
8. Spolverare il formaggio grattugiato rimanente sulla superficie.
9. Coprire la pirofila con alluminio e infornare per circa 30 minuti, o finché il sedano rapa risulta tenero.

10. Rimuovere l'alluminio e gratinare il sedano rapa nel forno per altri 10-15 minuti o finché la parte superiore è dorata e croccante.
11. Una volta gratinato, togliere dal forno e lasciare riposare per qualche minuto prima di servire.
12. Guarnire con prezzemolo fresco tritato prima di servire.

Consiglio
Puoi variare il tipo di formaggio utilizzato per il gratin, a seconda delle tue preferenze. Formaggi come il Gruyère, il Parmigiano, o il Cheddar sono ottime scelte per aggiungere sapore.

8 - Insalata di fichi e formaggio

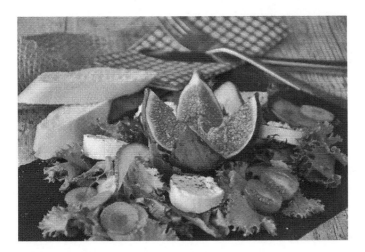

Livello: Facile
Tempo Totale: 20 minuti

Ingredienti

- 4-6 fichi freschi, tagliati a fette
- 2 tazze di verdure a foglia verde (come spinaci o rucola)
- 1/2 tazza di noci tostate, tritate
- 1/2 tazza di formaggio a pasta dura a basso contenuto di grassi (come parmigiano o pecorino), tagliato a scaglie
- 2 cucchiai di olio d'oliva extra vergine
- Succo di mezzo limone
- 1 cucchiaino di miele o sciroppo d'acero (opzionale)
- Sale e pepe a piacere
- Una manciata di foglie di basilico fresco per guarnire

Procedimento

1. Lavare e asciugare le verdure a foglia verde.
2. Disporre le verdure in una ciotola capiente.
3. Aggiungere le fette di fichi sulla parte superiore delle verdure.
4. Distribuire le scaglie di formaggio sulla parte superiore dell'insalata.
5. In una ciotola separata, mescolare l'olio d'oliva, il succo di limone, il miele o lo sciroppo d'acero (se desiderato), il sale e il pepe per creare la vinaigrette.
6. Versare la vinaigrette sull'insalata.
7. Cospargere le noci tostate tritate sulla parte superiore.
8. Guarnire con foglie di basilico fresco.
9. Servire l'insalata come contorno leggero e anti-infiammatorio.

Consiglio

Puoi personalizzare ulteriormente questa insalata aggiungendo altre verdure, come cetrioli o pomodori, o utilizzando vari tipi di formaggio a pasta dura.

9 - Zucca Arrosto con Quinoa e Formaggio di Capra

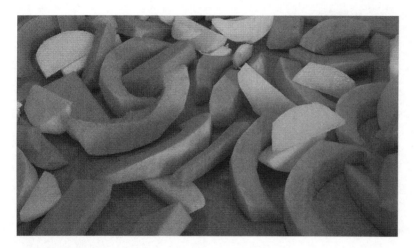

Livello: Intermedio
Tempo Totale: 45 minuti

Ingredienti

- 1/2 zucca (circa 500 grammi), sbucciata e tagliata a cubetti
- 1 tazza di quinoa
- 2 tazze di brodo vegetale
- 100 grammi di formaggio di capra
- 2 cucchiai di olio d'oliva
- 1 cucchiaio di miele
- Succo di 1 limone
- Sale e pepe a piacere
- Una manciata di foglie di prezzemolo fresco per guarnire

Procedimento

1. Preriscaldare il forno a 200°C.
2. Sbucciare e tagliare a cubetti la zucca.
3. Disporre i cubetti di zucca su una teglia da forno e condire con olio d'oliva, sale e pepe.
4. Arrostire la zucca in forno per circa 20-25 minuti o fino a quando diventa tenera e leggermente dorata.
5. Nel frattempo, sciacquare la quinoa sotto acqua corrente.
6. Portare il brodo vegetale a ebollizione in una pentola e aggiungere la quinoa. Cuocere la quinoa seguendo le istruzioni sulla confezione, solitamente per circa 15 minuti o fino a quando il brodo è assorbito e la quinoa è cotta.
7. Una volta cotta, togliere la quinoa dal fuoco e lasciarla riposare per alcuni minuti.
8. Mescolare la quinoa con il succo di limone e il miele. Aggiungere sale e pepe a piacere.
9. Tagliare il formaggio di capra a cubetti.
10. Per servire, disporre la quinoa in un piatto, aggiungere i cubetti di zucca arrosto e il formaggio di capra.
11. Guarnire con foglie di prezzemolo fresco.
12. Servire come piatto principale o contorno.

Consiglio

Puoi arricchire ulteriormente questa ricetta con noci tostate o semi di zucca per un tocco croccante.

10 - Spiedini di mozzarella e pomodoro

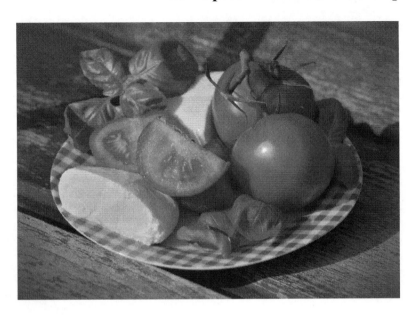

Livello: Facile
Tempo Totale: 10 minuti

Ingredienti per 2 persone

- 18 mozzarelline
- 24 foglie di basilico
- 18 pomodorini
- un filo di olio

Procedimento

1. Sciacquare i pomodorini e estrarre le mozzarelline dalla confezione.
2. Lavare e asciugare il basilico.
3. Prendere 3 stecchini da spiedino e iniziare a comporre il primo.
4. Ciascuna estremità deve presentare una foglia di basilico, seguita da una mozzarella, un pomodorino e di nuovo una foglia di basilico.
5. Ogni spiedino avrà quindi 3 palline di mozzarella, 3 pomodorini e 4 foglie di basilico.
6. Preparare tutti gli spiedini e disporli su un piatto.
7. Condire con un filo di olio e sono pronti per essere assaporati.

Consiglio

Piatto veloce ideale per le giornate calde o in cui manca il tempo per cucinare. Variante dell'insalata caprese tradizionale.

11 - Spigola al forno

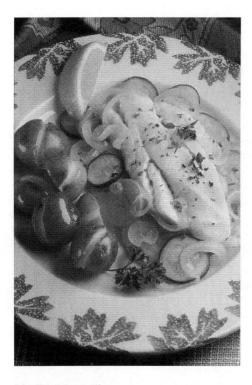

Livello: Intermedio
Tempo Totale: 1h

Ingredienti per 2 persone
- 600 gr di spigola
- 2 limoni
- 2 spicchi di aglio
- Sale e pepe a piacere
- Olio EVO a sufficienza

Procedimento
1. Eliminare le squame del pesce, scartare le branchie e le interiora, e infine sopprimere le pinne laterali e dorsali.
2. Praticare incisioni abbastanza profonde e inclinate sulla spigola, a intervalli di circa 4 cm, raggiungendo praticamente la spina dorsale centrale. Sulla parte superiore, in ciascun taglio, posizionare mezza fetta di limone e una fettina d'aglio.
3. Spargere sale su 2-3 fette di limone e inserirle nell'addome del pesce, insieme a un paio di spicchi d'aglio.
4. Affettare i limoni rimanenti e disporre le fette su una teglia rivestita di carta forno.
5. Condire con sale, pepe e un filo d'olio.
6. Posizionare la spigola con il lato farcito verso l'alto e condire nuovamente con un filo d'olio e una generosa spruzzata di sale.
7. Cuocere nel forno precedentemente riscaldato a 180°C in modalità statica per circa 25 minuti.
8. Estrarre dal forno e servire.

Consiglio
L'aglio non è un ingrediente essenziale per la ricetta e può essere omesso se non gradito.

12 - Insalata di sgombro

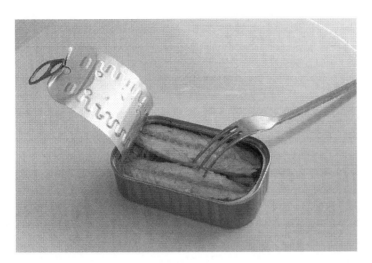

Livello: Facile
Tempo Totale: 15 minuti

Ingredienti

- 1 scatoletta di sgombro in olio d'oliva (circa 120g)
- 2 manciate di verdure a foglia verde (spinaci, rucola o lattuga)
- 1/2 avocado, tagliato a cubetti
- 1/2 cetriolo, tagliato a fette sottili
- 1 pomodoro, tagliato a cubetti
- 1 cucchiaio di semi di lino o semi di chia
- 1 cucchiaio di olio d'oliva extra vergine
- Succo di mezzo limone
- Sale e pepe a piacere
- Una manciata di mandorle o noci tostate per guarnire (opzionale)

Procedimento.

1. Scolare il sgombro dalla scatoletta e sbriciolarlo in una ciotola. Scartare eventuali lische.
2. In un'altra ciotola, unire le verdure a foglia verde (spinaci, rucola o lattuga), l'avocado, il cetriolo e il pomodoro.
3. Aggiungere i semi di lino o semi di chia alle verdure e mescolare delicatamente.
4. Preparare la vinaigrette mescolando l'olio d'oliva, il succo di limone, il sale e il pepe in una piccola ciotola.
5. Versare la vinaigrette sulle verdure e mescolare bene.
6. Disporre il sgombro sbriciolato sopra l'insalata di verdure.
7. Guarnire con mandorle o noci tostate (se desiderato) e servire immediatamente.

Consiglio

Questo piatto si può conservare per 24h in frigo.

13 - "Patatine fritte" di carote

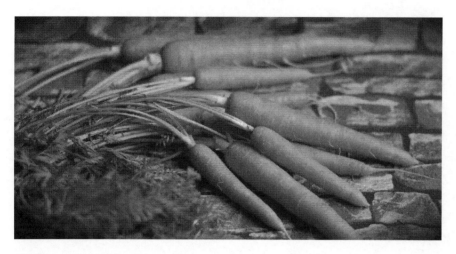

Livello: Facile
Tempo Totale: 30 minuti

Ingredienti per 1 persona
- 1 carota
- 1 albume
- farina di mandorle a sufficienza

Procedimento
1. Affettare la carota in strisce sottili, intingere brevemente nell'albume e rivestire con la farina di mandorle.
2. Cuocere nel forno a 120°C per circa 15-20 minuti.
3. Disporre nei piatti.

Consiglio
Le fettine di carota fritte rappresentano un eccellente contorno o un antipasto da servire con varie salse.

14 - Frittata con fesa di tacchino

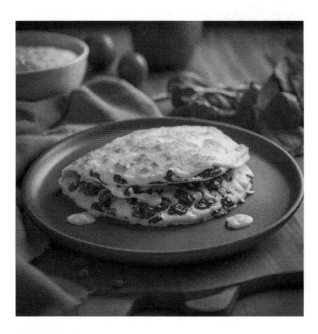

Livello: Facile
Tempo Totale: 15 minuti

Ingredienti per 2 persone
- 6 Uova
- 2 cucchiaino di formaggio grattugiato
- 180 gr di Fesa di tacchino
- Olio Extravergine di Oliva a piacere
- Sale e rosmarino a piacere
- alcune fette di formaggio
- una fetta di pane

Procedimento
1. Battere le uova con un pizzico di sale e pepe.
2. Introdurre il formaggio grattugiato e mescolare per qualche istante.
3. Affettare la fesa di tacchino in cubetti e incorporarla al composto di uova.
4. Scaldare una padella antiaderente leggermente unta con olio a fuoco medio, versarvi la miscela di uova e muovere costantemente la padella per distribuire uniformemente il composto su tutta la superficie.
5. Utilizzare una spatola da cucina per piegare l'omelette su se stessa da un lato e cuocere a fuoco dolce fino a doratura.
6. Girarla e completare la cottura fino a ottenere un colore uniforme.
7. Nella stessa padella, mettere una fetta di pane e farla tostare per alcuni secondi da entrambi i lati.
8. Posizionare sopra una fetta di formaggio e farla fondere.
9. Impiattare e servire.

Consiglio
Puoi preparare l'omelette senza carne e aggiungere zucchine per una variante deliziosa.

15 - Frittata al formaggio

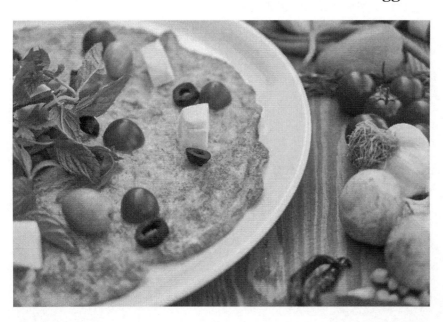

Livello: Facile
Tempo Totale: 40 minuti

Ingredienti per 2 persone

- 4 uova
- 1 pizzico di sale
- 8 cucchiai di latte scremato
- 80 gr di mozzarella light
  per la crema al formaggio
- 4 cucchiai di philadelphia fit
- 2 cucchiaio di latte scremato
- erba cipollina a piacere o altra spezia a piacere

Procedimento

1. In una ciotola, mescolare le uova con il sale e il latte scremato.
2. Scaldare una padella antiaderente con un pizzico di olio e versare il composto di uova mantenendo la fiamma bassa.
3. Quando la parte superiore inizia a rapprendersi, aggiungere la mozzarella, arrotolare l'omelette o piegarla a metà e cuocerla per altri 2 minuti.
4. Nel frattempo, preparare una crema leggera al formaggio mescolando il Philadelphia con il latte.
5. Una volta pronta, impiattare l'omelette e servirla con la crema leggera al formaggio sopra, spolverando con erba cipollina o la spezia preferita.

Consiglio

Per renderla vegana, è sufficiente sostituire il formaggio con una variante vegana a base di formaggio.

16 - Frittata con pomodorini e feta

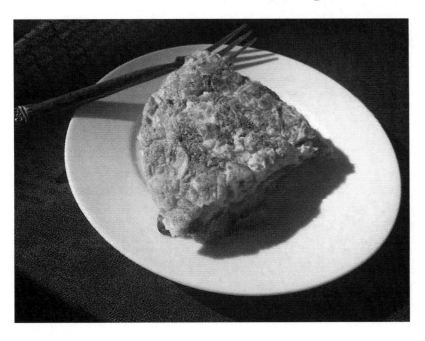

Livello: Facile
Tempo Totale: 40 minuti

Ingredienti per 2 persone

- 4 uovo
- 100 gr di formaggio feta
- 80 gr di pomodorini
- 15 gr di burro
- basilico, cipolla e sale a piacere

Procedimento

1. Battere il tuorlo con un pizzico di sale.
2. In una ciotola separata, porre il formaggio feta a cubetti, i pomodorini freschi a spicchi, cipolla rossa a pezzi piccoli, basilico a pezzetti, e unire gli ingredienti.
3. Riscaldare una padella antiaderente con il burro. Appena sarà fuso, versare il tuorlo sbattuto e cuocere per qualche istante.
4. Completata la cottura, trasferire l'omelette su un piatto e riempire.

Consiglio

In alternativa, è possibile preparare omelette con funghi e pomodorini, sostituendo il formaggio feta con funghi trifolati.

17 - Burger vegano

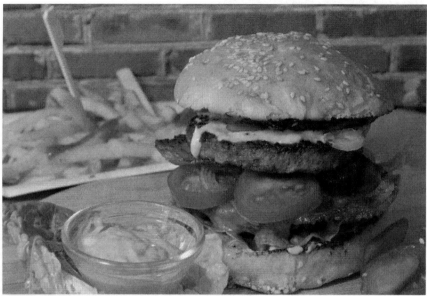

Livello: Facile
Tempo Totale: 15 minuti

Ingredienti per 2 persone
- 140 gr di tofu al naturale
- 35 gr di olive verdi denocciolate
- 1 cucchiaio di pangrattato
- basilico, sale, pepe ed olio a piacere
- Pomodoro
- Insalata
- Cipolla
- Pane per hamburger
- Salsa maionese vegana (o originale)
- Formaggio a fette vegano (o originale)

Procedimento
1. Posizionare il tofu su un tagliere e asciugarlo delicatamente per eliminare l'acqua in eccesso, quindi tagliarlo a cubetti.
2. Trasferirlo in un frullatore e aggiungere basilico, olive verdi snocciolate, sale e pepe. Frullare il tutto.
3. Trasferire il composto in una ciotola e aggiungere un cucchiaio di olio.
4. Incorporare il pangrattato e mescolare nuovamente fino a ottenere una consistenza che si possa lavorare con le mani.
5. Dividere il composto in quattro parti e utilizzando un coppapasta 8 cm, creare i vostri burger di tofu.
6. Cuocere i burger di tofu in una padella con un filo di olio extravergine d'oliva per un paio di minuti per lato ed aggiungere infine il formaggio a fette vegano.
7. Scaldare il pane in padella o nel microonde per 30 secondi.
8. Adagiarvi sopra la maionese, l'insalata, i pomodori.
9. Riporre ora il burger e sopra ad esso la cipolla.
10. Chiudere con il pane.

Consiglio
Si possono usare anche salse differenti come il ketchup o la salsa rosa, a proprio gusto.

18 - Crema di verza, patate e porri

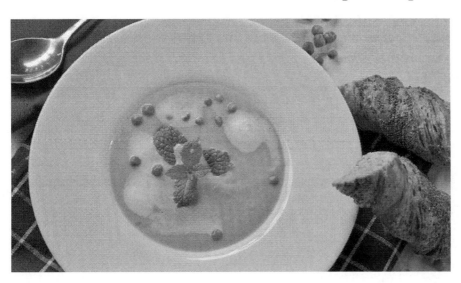

Livello: Facile
Tempo Totale: 45 minuti

Ingredienti per 4 persone
- ½ cespo di verza
- 500 ml di brodo vegetale
- 350 gr di patate
- 200 gr di farro
- olio di oliva extravergine a piacere
- carota cipolla sedano per fare il trito
- sale e pepe a piacere

Procedimento
1. Versare in una pentola un po' di olio, un trito di cipolla, sedano e carota.
2. Pulire la verza, affettare le sue foglie e trasferirle nella pentola.
3. Sbucciare e tagliare le patate ed unirle.
4. Rosolare per alcuni minuti e coprire con il brodo bollente.
5. Cuocere per circa 20 minuti.
6. Nel frattempo, cuocere il farro seguendo le istruzioni riportate sulla confezione.
7. Scolarlo e aggiungerlo alla pentola con la verza, insaporire con sale e pepe e cuocere per altri 10 minuti.
8. Impiattare e servire.

Consiglio
Questa zuppa può essere conservata in frigorifero per 48 ore.

19 - Bruschette con salmone affumicato

Livello: Facile
Tempo Totale: 15 minuti

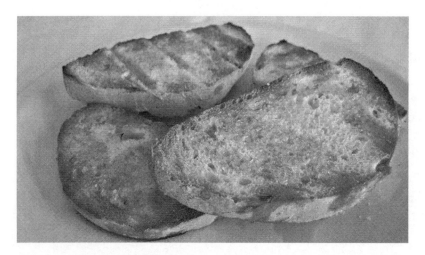

Ingredienti per circa 4 bruschette

- 4 fette di pane integrale o di segale
- 100g di salmone affumicato
- 1 avocado maturo, sbucciato e affettato
- 1/2 limone, succo
- 1 cucchiaio di olio d'oliva extra vergine
- 1 cucchiaino di semi di chia (opzionale)
- 1 spicchio d'aglio, sbucciato e tagliato a metà
- Sale e pepe a piacere
- Foglie di basilico fresco per guarnire

Procedimento

1. Tostare le fette di pane leggermente in una tostapane o in un forno preriscaldato a 180°C fino a quando sono croccanti.
2. Strofinare le fette di pane tostate con uno spicchio d'aglio.
3. In una ciotola, condire l'avocado affettato con il succo di limone, olio d'oliva, sale e pepe. Mescolare delicatamente.
4. Disporre l'avocado condito su ciascuna fetta di pane tostato.
5. Aggiungere il salmone affumicato sopra l'avocado.
6. Spolverare con semi di chia (se desiderato) per un tocco extra di nutrienti.
7. Guarnire con foglie di basilico fresco.

Consiglio
Questa porzione è adatta a 2 persone.

20 - Burger di fagioli e barbabietola

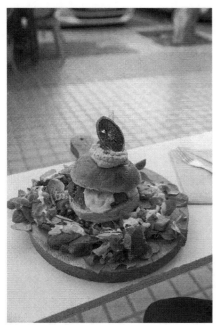

Livello: Facile
Tempo Totale: 30 minuti

Ingredienti per 4 burger

- 250 gr di fagioli già cotti
- 2 barbabietole rosse precotte
- 1 cucchiaio di paprica
- 1 cucchiaio di cumino
- 1 cucchiaio di semi di lino
- 150 gr di pangrattato
- sale, pepe ed olio di oliva extravergine a piacere

Procedimento

1. Frantumare le barbabietole utilizzando un frullatore ad immersione insieme alla paprica, al cumino, al lino, al sale e al pepe.
2. Incorporare i fagioli e frantumare in modo grossolano.
3. Trasferire la miscela in una ciotola e amalgamare il pangrattato, mescolando con un cucchiaio.
4. Dare forma ai burger con un anello da cucina di circa 10 cm, compattando accuratamente.
5. Cuocere su una superficie calda e leggermente ingrassata, come una piastra o una padella antiaderente.
6. Il tempo di cottura dovrebbe essere di circa 2 minuti per ciascun lato.
7. Presentare in tavola e servire.

Consiglio
L'ideale sarebbe proporre 2 hamburger a persona inserendoli nel pane per hamburger.

21 - Filetto di manzo

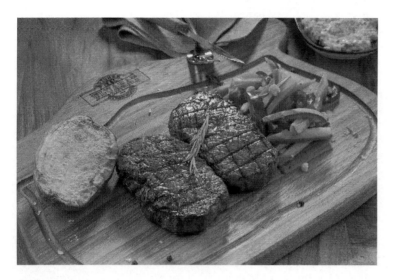

Livello: Facile
Tempo Totale: 25 minuti

Ingredienti per 1 persona
- 1 filetto di manzo (circa 150g)
- 1 cucchiaio d'olio d'oliva extravergine
- 1 cucchiaino di curcuma in polvere
- 1 cucchiaino di zenzero fresco grattugiato
- Sale e pepe nero appena macinato a piacere
- Succo di mezzo limone
- 1 cucchiaino di miele

Procedimento
1. Preriscaldare il forno a 180°C.
2. In una piccola ciotola, mescolare l'olio d'oliva, la curcuma, lo zenzero grattugiato, il sale e il pepe nero. Questa sarà la marinata per il filetto di manzo.
3. Spalmare la marinata sul filetto di manzo, assicurandosi di coprire uniformemente da entrambi i lati.
4. Scaldare una padella antiaderente a fuoco medio-alto. Appena calda, adagiare il filetto di manzo nella padella e farlo rosolare per 2-3 minuti da entrambi i lati, fino a quando è ben sigillato.
5. Trasferire il filetto rosolato in una teglia da forno e cuocere in forno preriscaldato per 10-15 minuti, a seconda del grado di cottura desiderato. Per una carne al sangue, cuocere meno; per una carne più ben cotta, cuocere di più.
6. Mentre il filetto cuoce, preparare la salsa: in una piccola ciotola, mescolare il succo di limone e il miele fino a ottenere una salsa omogenea.
7. Una volta cotto il filetto, togliere dal forno e lasciarlo riposare per qualche minuto.
8. Tagliare il filetto di manzo a fette sottili e condirlo con la salsa al limone e miele.

Consiglio
Accompagna il tuo filetto di manzo anti-infiammatorio con un'abbondante porzione di verdure a foglia verde, come spinaci o kale, per un pasto sano e gustoso.

22 - Bollito di carne

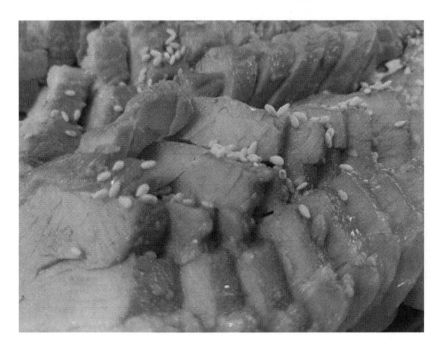

Livello: Intermedio
Tempo Totale: 3h e 20 minuti

Ingredienti per 4 persone
- 1 kg di carne mista per bollito (manzo, cappone, gallina, pancetta)
- 2 carote
- 2 cipolle
- 2 coste di sedano
- 1 porro
- 2 foglie di alloro
- 6-8 pepe nero in grani
- Sale e acqua a piacere

Procedimento
1. Preparare le verdure: lavare, sbucciare e tagliare le carote, le cipolle, il sedano e il porro a pezzi grossolani.
2. In una pentola capiente, disporre la carne mista per bollito, le verdure, le foglie di alloro e i grani di pepe.
3. Coprire tutto con abbondante acqua fredda, aggiungere una generosa presa di sale e portare il tutto ad ebollizione a fuoco medio-alto.
4. Una volta in ebollizione, abbassare la fiamma al minimo, coprire la pentola con un coperchio e far cuocere il bollito a fuoco lento per 2-3 ore o fino a quando la carne risulta tenera.
5. Durante la cottura, skimmar la schiuma che si forma in superficie per mantenere il brodo pulito e limpido.
6. Quando la carne è cotta, rimuoverla dalla pentola e tagliarla a fette sottili.
7. Servire il bollito con le verdure come contorno, accompagnato da senape o salsa verde a piacere.

Consiglio
Il bollito di carne è delizioso servito con patate lesse o purè di patate e una varietà di salse, come la salsa verde a base di prezzemolo, capperi e acciughe. Puoi anche utilizzare il brodo di cottura come base per zuppe o risotti.

23 - Pesce spada al forno

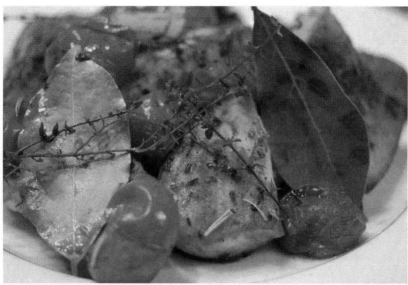

Livello: Facile
Tempo Totale: 50 minuti

Ingredienti per 2 persone
- 2 fette di pesce spada (da 200 gr l'una)
- 10 olive nere
- 6-8 pomodorini
- 1 cucchiaio di capperi dissalati
- prezzemolo, sale, pepe ed olio di oliva extravergine a piacere

Procedimento
1. Lavare i pomodorini e tagliarli a metà o in pezzetti.
2. Estrarre i noccioli dalle olive e desalinizzare i capperi, quindi unirli insieme.
3. Comporre il cartoccio: porre il pesce spada su un foglio di carta forno, collocarvi sopra il condimento, aggiungere un filo d'olio e un po' di prezzemolo, e sigillare accuratamente la carta forno attorno al pesce, quindi posizionare il tutto su una teglia e cuocere a 180°C per circa 35 minuti, in un forno ventilato già riscaldato, aprendo leggermente il cartoccio negli ultimi 5 minuti di cottura.
4. Presentare in tavola e servire.

Consiglio
Conservare in frigorifero per un massimo di 24 ore.

24 - Cialde di patate e carciofi

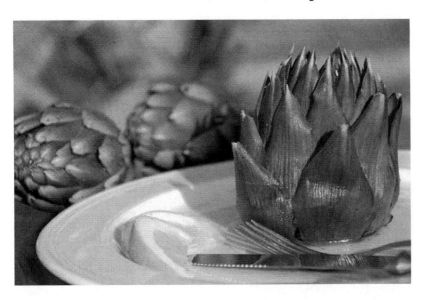

Livello: Facile
Tempo Totale: 40 minuti

Ingredienti per 5 persone

- 2 patate medie
- 4 carciofi
- 1/4 di cipolla
- 2 cucchiai di farina
- 2 uova
- Sale e pepe q.b.
- Olio d'oliva q.b.
- Formaggio grattugiato (facoltativo)

Procedimento

1. Pelare le patate e tagliarle a cubetti.
2. Pulire i carciofi, rimuovere le foglie esterne più dure e tagliarli a fettine sottili.
3. In una padella, scaldare un po' di olio d'oliva e soffriggere la cipolla tritata finemente.
4. Aggiungere le patate e i carciofi nella padella e cuocerli fino a quando diventano morbidi, mescolando occasionalmente.
5. Scolare l'eventuale eccesso di olio e trasferire le patate e i carciofi in una ciotola.
6. Aggiungere la farina, le uova, il sale e il pepe alle verdure e mescolare bene fino a ottenere un composto omogeneo.
7. Scaldare una piastra antiaderente o una padella e ungere leggermente con olio.
8. Versare l'impasto ottenuto sulla piastra formando delle cialde e cuocerle finché sono dorate su entrambi i lati.
9. Spolverare con formaggio grattugiato (se desiderato) prima di servire.

Consiglio

Puoi servire le cialde di patate e carciofi con una salsa allo yogurt, un'insalata fresca o una salsa a base di erbe aromatiche per un tocco di freschezza.

25 - Salmone al forno

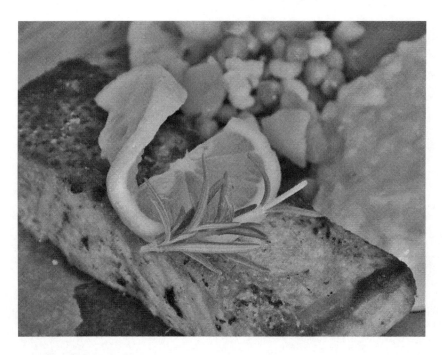

Livello: Facile
Tempo Totale: 45 minuti

Ingredienti per 2 persone
- 2 filetti di salmone
- ½ limone
- ½ lime
- pepe rosa in grani, sale, prezzemolo, olio di oliva extravergine a piacere
- ½ cipolla di Tropea

Procedimento
1. Disporre in cima a un foglio di stagnola o carta per la cottura su una teglia il salmone e combinare con il condimento: pepe rosa, cipolla e lime tagliati a fette, e una spolverata di sale.
2. Avvolgere il foglio attorno al pesce e cuocere a 180°C per circa 20 minuti, nel forno con ventilazione già riscaldato.
3. Dopo la cottura, estrarre dal forno il salmone, aggiungere prezzemolo, olio d'oliva e la scorza di limone e presentare in tavola.

Consiglio
Puoi conservarlo in frigorifero per un massimo di 24 ore.

26 - Polpette in umido

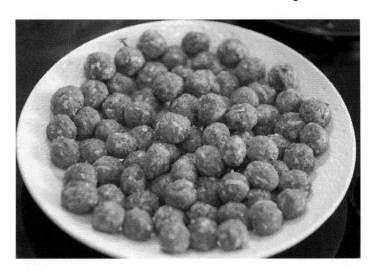

Livello: Facile
Tempo Totale: 45 minuti

Ingredienti per 4 persone

- 250g di carne macinata (manzo e maiale)
- 1/2 cipolla, tritata finemente
- 1 spicchio d'aglio, tritato
- 1/4 di tazza di pane grattugiato
- 1/4 di tazza di latte
- 1 uovo
- Sale e pepe a piacere
- Una manciata di prezzemolo fresco, tritato
- 1 tazza di passata di pomodoro
- 1/2 tazza di brodo di carne o vegetale
- Olio d'oliva a piacere

Procedimento

1. In una ciotola, mescolare il pane grattugiato e il latte, lasciando il pane assorbire il latte fino a ottenere una consistenza morbida.
2. In un'altra ciotola, unire la carne macinata, la cipolla tritata, l'aglio tritato, l'uovo, il prezzemolo tritato, il pane ammollato nel latte, il sale e il pepe. Impastare bene il tutto fino a ottenere un composto omogeneo.
3. Formare delle polpette di dimensioni uniformi, di solito delle palline del diametro di circa 5 cm.
4. In una padella, scaldare un po' d'olio d'oliva e cuocere le polpette finché sono dorate su tutti i lati. Scolarle su carta assorbente.
5. Nella stessa padella, versare la passata di pomodoro e il brodo. Portare il tutto a ebollizione e ridurre il fuoco a medio-basso.
6. Riporre le polpette nella salsa, coprire la padella e lasciar cuocere a fuoco dolce per 15-20 minuti, o finché le polpette sono cotte all'interno.
7. Servire le polpette in umido calde, eventualmente con un po' di prezzemolo fresco tritato sopra.

Consiglio

Puoi servire le polpette in umido con del purè di patate o pasta fresca, come tagliatelle o fettuccine.

27 - Burger di zucca

Livello: Facile
Tempo Totale: 20 minuti

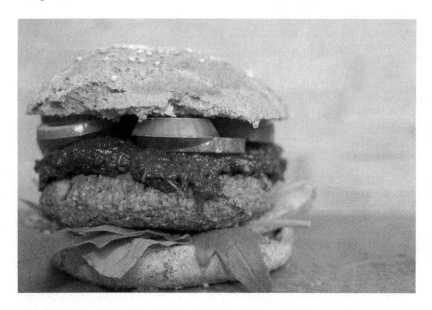

Ingredienti
- 180 gr di zucca
- 120 gr di ceci lessati
- 90 gr di tofu affumicato
- 35 gr di fiocchi di patata bio
- 30 gr di farina di ceci
- 1 pizzico di rosmarino
- 1 pizzico di sale fino
- 1 cucchiaino di dado vegetale secco
- 1 cucchiaio di lievito alimentare in scaglie
- farina di polenta per gratinare a sufficienza

Procedimento
1. Pelare la zucca e grattugiare utilizzando una grattugia con fori larghi.
2. In una ciotola, combinare la zucca grattugiata, il tofu affumicato sbriciolato, i ceci, il rosmarino tritato e gli altri componenti.
3. Mescolare e creare un impasto uniforme, quindi, dividere in quattro porzioni da 112 grammi ciascuna.
4. Pressare per ottenere quattro burger.
5. Per la cottura, riscaldare una padella con un filo d'olio, cospargere i burger con farina di polenta e cuocerli per 4 minuti per lato.

Consiglio
Se sei vegetariana, puoi includere del formaggio grana grattugiato nell'impasto dei burger o della mozzarella per pizza per ottenere un burger filante e delizioso.

28 - Zuppa di Lenticchie Rosse al Curcuma e Zenzero

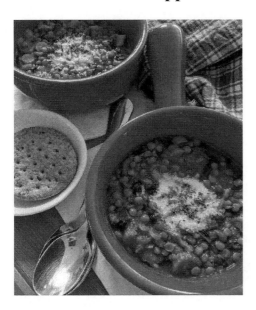

Livello: Facile
Tempo Totale: 45 minuti

Ingredienti

- 150 gr di lenticchie rosse
- 115 gr di patate
- 80 gr di carota
- 140 gr di cavolfiore
- 60 gr di cipolla
- 60 gr di olio di semi di girasole
- 500 gr di acqua
- sale a piacere
  per il curry
- cumino, curcuma, pepe nero, anice stellato, cardamomo, noce moscata, coriandolo in egual quantità (un pizzico l'uno)

Procedimento

1. Tagliare le verdure.
2. Lavare e pulire le verdure.
3. Affettarle a pezzi grossolani.
4. Preparare il soffritto riscaldando una casseruola o una pentola di ghisa smaltata con l'olio.
5. Rosolare il mix di spezie insieme alla cipolla e successivamente aggiungere il resto delle verdure.
6. Per la cottura, includere le lenticchie rosse, l'acqua e il sale.
7. Abbassare il calore e cuocere finché il composto non diventi ben cremoso.
8. Presentare in tavola e servire

Consiglio

Il piatto può essere conservato in frigorifero per un massimo di 24 ore.

29 - Cialda di patate con cavolo nero

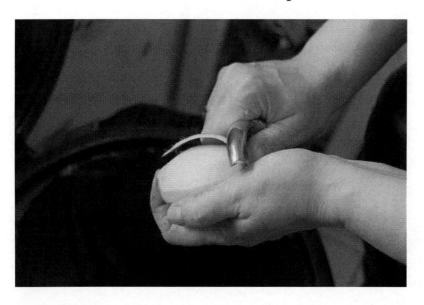

Livello: Intermedio
Tempo Totale: 1h

Ingredienti

- 100 gr di Cavolo nero
- 400 gr di Patate
- 1 cucchiaio di Farina 00
- Sale, Olio Evo e Pepe a sufficienza

Procedimento

1. Sbucciare le patate e grattugiarle con una grattugia a fori larghi.
2. In una padella, scaldare un cucchiaio di olio d'oliva e soffriggere la cipolla tritata finemente fino a quando diventa traslucida.
3. Aggiungere il cavolo nero tritato nella padella e cuocere fino a quando si ammorbidisce, mescolando di tanto in tanto. Aggiustare di sale e pepe nero a piacere.
4. In un'altra padella, riscaldare il cucchiaio di olio d'oliva rimasto.
5. Distribuire la patata grattugiata in modo uniforme nella padella e appiattirla con un cucchiaio, creando una cialda. Cuocere fino a quando la base diventa dorata e croccante.
6. Sovrapporre il composto di cavolo nero sulla cialda di patate.
7. Cospargere con formaggio grattugiato (se desiderato) e coprire la padella. Cuocere per qualche minuto fino a quando il formaggio si fonde.
8. Tagliare la cialda in due metà e trasferire su piatti da portata.

Consiglio

Puoi servire questa cialda di patate con cavolo nero come contorno o come piatto principale leggero. Accompagna con una salsa al limone o una spruzzata di aceto balsamico per un tocco extra di sapore.

30 - Polpette di riso e verdure

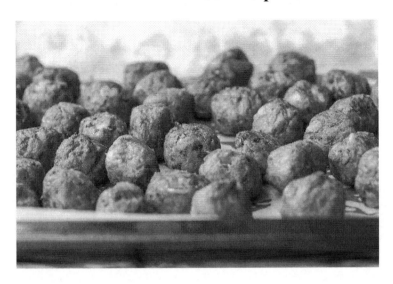

Livello: Facile
Tempo Totale: 45 minuti

Ingredienti
- 1 tazza di riso cotto
- 1/2 tazza di verdure miste tritate (carote, zucchine, piselli, ecc.)
- 1/4 di cipolla, tritata finemente
- 1 spicchio d'aglio, tritato
- 1/4 di tazza di formaggio grattugiato (facoltativo)
- 1 uovo
- 2 cucchiai di pangrattato
- Sale e pepe q.b.
- Olio d'oliva q.b.

Procedimento
1. In una ciotola, unire il riso cotto, le verdure tritate, la cipolla e l'aglio tritato, il formaggio grattugiato (se desiderato), l'uovo, il pangrattato, il sale e il pepe.
2. Mescolare bene tutti gli ingredienti fino a ottenere un composto omogeneo.
3. Formare delle polpette rotonde delle dimensioni desiderate.
4. In una padella, riscaldare un po' d'olio d'oliva.
5. Cuocere le polpette a fuoco medio fino a quando sono dorate su entrambi i lati, circa 4-5 minuti per lato.
6. Scolare le polpette su carta assorbente per eliminare l'olio in eccesso.
7. Servire le polpette di riso e verdure calde.

Consiglio
Puoi accompagnare queste polpette con una salsa al pomodoro o con una salsa a base di yogurt e erbe aromatiche. Sono deliziose come antipasto, contorno o piatto principale leggero.

31 - Polpette di Lenticchie con Salsa di Pomodoro e Curcuma

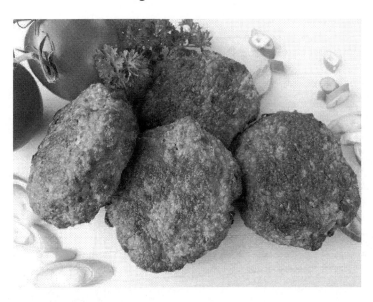

Livello: Facile
Tempo Totale: 45 minuti

Ingredienti

- 200g di lenticchie secche
- 1 cipolla, tritata finemente
- 2 spicchi d'aglio, tritati finemente
- 1 carota, grattugiata
- 1 cucchiaino di curcuma in polvere
- 1 cucchiaino di cumino in polvere
- 2 cucchiai di prezzemolo fresco tritato
- 2 cucchiai di farina di ceci (o altra farina a scelta)
- Sale e pepe q.b.
- Olio d'oliva per friggere

Per la salsa

- 400g di pomodori pelati
- 1 cipolla, tritata finemente
- 2 spicchi d'aglio, tritati finemente
- 1 cucchiaino di curcuma in polvere
- 1 cucchiaino di paprika dolce
- Sale e pepe q.b.
- Olio d'oliva per cucinare

Procedimento

1. Ammollare le lenticchie secche in acqua fredda.
2. Cuocere le lenticchie in acqua fino a renderle tenere, ma non sfatte. Triturare le lenticchie cotte.
3. Aggiungere la cipolla e l'aglio tritati. Incorporare la carota grattugiata.
4. Mescolare con curcuma e cumino in polvere.
5. Aggiungere prezzemolo tritato e farina di ceci. Regolare il sapore con sale e pepe.

6. Creare delle palline con il composto utilizzando le mani.
7. Disporre le polpette su un vassoio infarinato.
8. Scaldare l'olio d'oliva in una padella.
9. Cuocere le polpette fino a doratura su tutti i lati.
10. Scolare su carta assorbente.
11. Scaldare olio d'oliva in una padella.
12. Aggiungere cipolla e aglio tritati e farli dorare.
13. Incorporare pomodori pelati, curcuma, paprika dolce, sale e pepe.
14. Cuocere fino a quando la salsa si addensa.
15. Disporre le polpette di lenticchie calde su un piatto.
16. Versare la salsa di pomodoro sopra.

Consiglio
Puoi servire le polpette di lenticchie con del riso, del pane o una insalata fresca per un pasto completo e gustoso.

32 - Bowl di Tempeh e Verdure Grigliate

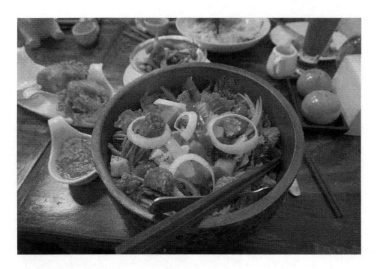

Livello: Facile
Tempo Totale: 45 minuti

Ingredienti

- 200 gr di Tempeh
- 60 gr di Cavolo Cappuccio
- 200 gr di Peperoni
- 40 gr di Cipolla
- 200 gr di Zucchina
- 4 gr di Curry
- Sale, Olio di sesamo e Peperoncino a sufficienza
- 10 gr di Zenzero fresco
- 100 gr di Carota
- Acqua a sufficienza
- 2 cucchiaini Maizena
- Salsa di Soia (shoyu) a sufficienza

Procedimento

1. Tagliare il tempeh in cubetti.
2. Scaldare una padella antiaderente e cuocere il tempeh fino a doratura. Metterlo da parte.
3. Tagliare il cavolo cappuccio a strisce sottili.
4. Tagliare i peperoni, la cipolla, e la zucchina a fette.
5. In una padella, scaldare olio di sesamo e saltare tutte le verdure fino a quando diventano tenere ma croccanti.
6. Preparare una salsa: in una ciotola, mescolare il curry, il sale, il peperoncino, il zenzero grattugiato, la Maizena e la salsa di soia con un po' d'acqua fino a ottenere una consistenza liscia.
7. Versare la salsa sulle verdure e cuocere per qualche minuto fino a quando si addensa.
8. Servire le verdure con il tempeh sopra e aggiungere carote grattugiate come guarnizione.

Consiglio

Puoi servire questa bowl con del riso basmati o del couscous per un pasto completo.

33 - Frittata di cavolfiore

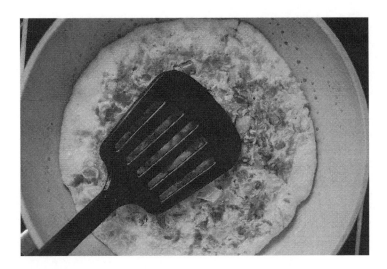

Livello: Facile
Tempo Totale: 40 minuti

Ingredienti per 2 persone
- 300 gr di cavolfiore, diviso in piccoli pezzi
- 4 uova
- 50 gr di formaggio grattugiato (come Parmigiano o pecorino)
- 1 cipolla, tritata finemente
- 2 cucchiai di olio d'oliva
- Sale e pepe a piacere
- Prezzemolo fresco tritato (facoltativo)

Procedimento
1. Preparare il cavolfiore cuocendo in acqua bollente con un pizzico di sale fino a renderlo tenero ma non troppo morbido, quindi scolarlo.
2. In una ciotola, sbattere le uova con il formaggio grattugiato e aggiungere il cavolfiore cotto e tritato, insieme alla cipolla tritata. Mescolare bene il tutto e aggiustare di sale e pepe.
3. Scaldare l'olio d'oliva in una padella antiaderente a fuoco medio.
4. Versare il composto nella padella e appiattirlo con un cucchiaio.
5. Cuocere la frittata a fuoco medio-basso fino a quando il fondo diventa dorato (circa 10-15 minuti).
6. Girare la frittata su un piatto piano e farla scivolare di nuovo nella padella per cuocere l'altro lato (circa altri 10-15 minuti) o trasferirla sotto il grill del forno per dorare la parte superiore.
7. Tagliare la frittata di cavolfiore in spicchi e spolverarla con prezzemolo tritato, se desiderato.

Consiglio
Servi la frittata di cavolfiore come piatto principale o come contorno.

34 - Lenticchie in umido con orzo

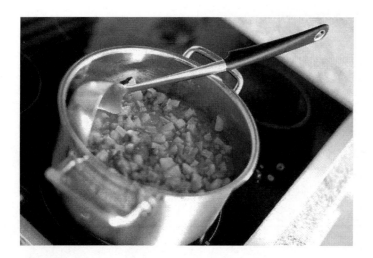

Livello: Facile
Tempo Totale: 40 minuti

Ingredienti

- 60 gr di Carote
- 50 gr di Lenticchie
- 50 gr di Farro
- 60 gr di Sedano
- 40 gr di Cipolla
- 50 gr di Grano Saraceno
- Olio Evo a sufficienza
- Erbe aromatiche miste (alloro, rosmarino, salvia)
- 2 spicchi di Aglio
- 200 gr di Polpa di Pomodoro

Procedimento

1. Preparare un trito di sedano, carota e cipolla.
2. Rosolare in una pentola di terracotta il trito appena preparato con un po' di olio extravergine d'oliva.
3. Aggiungere le lenticchie, il farro e il grano saraceno e la polpa di pomodoro.
4. Creare l'olio aromatico facendo soffriggere le erbe profumate e l'aglio per 5 minuti, quindi filtrarlo e unirlo durante la cottura delle lenticchie in umido.
5. Coprire con acqua precedentemente bollente, aggiustare di sale e pepe.
6. Cuocere a fiamma bassa con il coperchio per 1 ora.
7. Presentare il piatto e servire.

Consiglio

Conserva in frigorifero per un massimo di 48 ore.

35 - Crespelle vegane alla boscaiola

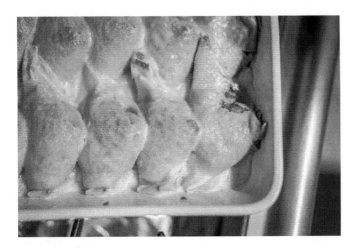

Livello: Intermedio
Tempo Totale: 1h e 10 minuti

Ingredienti

Per le crespelle
- 1 tazza di farina di ceci
- 1 tazza di latte vegetale (come latte di mandorle o latte di soia)
- 1 cucchiaino di olio d'oliva
- Un pizzico di curcuma in polvere
- Sale e pepe a sufficienza

Per il ripieno
- 200g di funghi misti (come champignon, porcini o shiitake)
- 1 cipolla, tritata finemente
- 2 spicchi d'aglio, tritati finemente
- 1 cucchiaino di curcuma in polvere
- 1 cucchiaino di timo secco
- 1 cucchiaino di origano secco
- Sale e pepe a sufficienza
- Olio d'oliva per cucinare

Procedimento

1. Preparare la pastella delle crespelle mescolando farina di ceci, latte vegetale, olio d'oliva, curcuma, sale e pepe fino a ottenere una pastella liscia.
2. Scaldare una padella antiaderente unta con olio d'oliva e cuocere le crespelle fino a doratura da entrambi i lati.
3. In una padella, riscaldare olio d'oliva e far dorare cipolla e aglio tritati.
4. Aggiungere funghi misti a fettine, cuocere fino a doratura ed evaporazione dell'acqua rilasciata.
5. Aggiungere curcuma, timo, origano, sale e pepe ai funghi e mescolare bene.
6. Mettere una porzione del ripieno alla boscaiola al centro di ogni crespella.
7. Piegare le crespelle a metà e poi a metà di nuovo per ottenere una forma triangolare.
8. Disporre le crespelle su un piatto da portata e guarnirle con timo fresco o prezzemolo.

Consiglio

Accompagna le crespelle con una salsa vegana al pomodoro o uno yogurt di soia aromatizzato.

Cap. 4 - Ricette per spuntini/merende

In questa sezione, sono presenti **cinque** proposte culinarie per spuntini e merende. È importante tenere presente che il regime alimentare basato su tre pasti principali al giorno non sempre risponde in modo ottimale alle necessità energetiche del corpo. Di conseguenza, si consiglia di adottare una strategia di moderazione delle porzioni, poiché l'approccio di consumare con frequenza, ma in quantità minori, può risultare più vantaggioso dal punto di vista quantitativo.

Si fa notare che le ricette qui presentate non provengono da una fonte specializzata in campo culinario. Pertanto, si sottolinea l'importanza di consultare un professionista medico di fiducia in merito alle proprie scelte alimentari.

Ricette per spuntini/merende

1 - Succo di Papaya

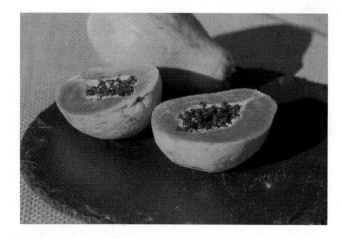

Livello: Facile
Tempo Totale: 10 minuti

Ingredienti
- 1 papaya matura
- Succo di 1 lime o limone (a piacere)
- Zucchero o miele (a piacere, opzionale)
- Ghiaccio (opzionale)

Procedimento
1. Lavare la papaya.
2. Tagliarla a metà e rimuovere semi e polpa centrale.
3. Sbucciare la papaya e tagliarla a pezzi.
4. Mettere i pezzi di papaya nel frullatore.
5. Aggiungere il succo di lime o limone.
6. Aggiungere zucchero o miele, se desiderato.
7. Frullare fino a ottenere un composto liscio.
8. Aggiungere ghiaccio, se desiderato, e frullare nuovamente.
9. Versare il succo in un bicchiere.

Consiglio
Per un tocco extra di freschezza, puoi conservare la papaya nel frigorifero prima di preparare il succo.

2 - Panna cotta al melograno

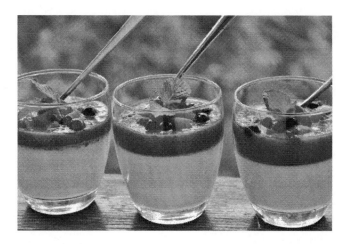

Livello: Intermedio
Tempo Totale: 5h

Ingredienti
- 300 ml di panna fresca
- 200 ml di latte intero
- 100 g di zucchero
- 1 bacca di vaniglia o estratto di vaniglia
- 3 fogli di gelatina
- Scorza grattugiata di 1 arancia (facoltativa)
  Per la Salsa al Melograno:
- 2 melagrane mature
- 50 g di zucchero
- Succo di mezzo limone

Procedimento
1. Inizia preparando la Panna Cotta. Metti i fogli di gelatina in acqua fredda per ammorbidirli.
2. In una pentola, versa la panna, il latte, lo zucchero e i semi della bacca di vaniglia (o l'estratto di vaniglia). Aggiungi anche la scorza grattugiata di arancia, se desideri un tocco d'agrumi.
3. Riscalda il composto a fuoco medio, mescolando costantemente finché lo zucchero si è sciolto completamente e il liquido è caldo, ma non bollente.
4. Togli la pentola dal fuoco e aggiungi i fogli di gelatina strizzati per scioglierli nella miscela calda. Mescola bene finché la gelatina è completamente disciolta.
5. Versa il composto nelle coppette da dessert o bicchieri da servire. Lascia raffreddare a temperatura ambiente, quindi copri e metti in frigorifero per almeno 4 ore o fino a quando la Panna Cotta è ben solidificata.
6. Nel frattempo, prepara la Salsa al Melograno. Taglia le melagrane a metà e sbatti i semi con un cucchiaio su un colino a maglie strette per estrarre il succo e separare i semi dai peli e dalla membrana.
7. Metti il succo di melograno in una pentola con lo zucchero e il succo di limone. Porta a ebollizione e cuoci a fuoco medio per circa 10-15 minuti, finché la salsa si addensa leggermente. Lasciala raffreddare.
8. Per servire, versa la Salsa al Melograno sopra ciascuna porzione di Panna Cotta.

Consiglio
Per ottenere una Panna Cotta perfettamente liscia, assicurati di scaldare il composto senza farlo bollire e mescola bene la gelatina fino a completa dissoluzione.

3 - Zabaione con miele di acacia

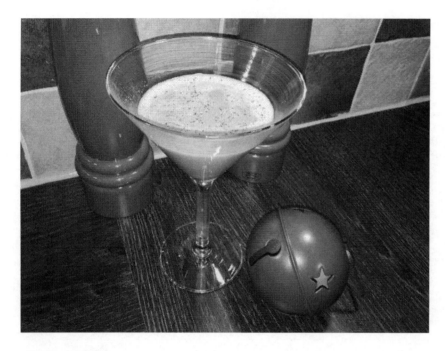

Livello: Intermedio
Tempo Totale: 20 minuti

Ingredienti

- 3 tuorli d'uovo biologici
- 3 cucchiai di miele d'acacia
- 1/4 di cucchiaino di curcuma in polvere
- 1/4 di cucchiaino di cannella in polvere
- 1/4 di cucchiaino di zenzero in polvere
- Una presa di pepe nero (per aumentare l'assorbimento della curcuma)
- 1/2 tazza di latte di mandorla (o altra bevanda vegetale a scelta)

Procedimento

1. Mescolare i tuorli d'uovo con il miele fino ad ottenere una consistenza omogenea.
2. Aggiungere la curcuma, la cannella, lo zenzero e il pepe nero al composto e mescolare accuratamente.
3. Riscaldare il latte di mandorla in una pentola a fuoco basso senza farlo bollire.
4. Versare il composto di tuorli e spezie nel latte caldo, mescolando costantemente con una frusta.
5. Cuocere a fuoco basso, mescolando delicatamente fino a quando la miscela si addensa leggermente, ciò richiederà circa 5-7 minuti.
6. Rimuovere la pentola dal fuoco quando lo zabaione ha raggiunto la consistenza desiderata.
7. Versare lo zabaione anti-infiammatorio in una tazza o una coppa da dessert e servire immediatamente.

Consiglio

Puoi decorare lo zabaione con una spolverata di cannella o una zeste d'arancia grattugiata per un tocco extra di sapore.

4 - Torta margherita

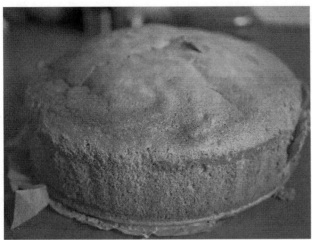

Livello: Intermedio
Tempo Totale: 1h e 10 minuti

Ingredienti

- 330 gr di farina 00
- 16 gr di lievito in polvere per dolci
- 5 gr di vanillina
- 45 gr di olio di semi
- 1 limone
- 310 gr di acqua
- sale a piacere
- 150 gr di zucchero semolato
- Servono anche: olio di semi, zucchero a velo e farina 00 a sufficienza

Procedimento

1. Impiega uno stampo per torte con fondo removibile di 18-20 cm di diametro.
2. Filtra la farina e il lievito in una ciotola.
3. Aggiungi infine la vaniglia.
4. Dopo aver setacciato tutti gli ingredienti secchi, mettili da parte.
5. In una ciotola spaziosa, versa lo zucchero e incorpora l'acqua tiepida (precedentemente riscaldata).
6. Mescola il tutto con una frusta finché lo zucchero si è sciolto completamente.
7. Versa l'olio vegetale e unisci il sale e la scorza di limone grattugiata finemente.
8. Mescola con la frusta fino a ottenere un composto perfettamente amalgamato.
9. Versa il composto liquido sugli ingredienti secchi ed incorpora il tutto con la frusta.
10. Continua a mescolare finché otterrai un impasto liscio e privo di grumi.
11. Ungi accuratamente uno stampo con fondo removibile di 18-20 cm di diametro.
12. Aggiungi la farina sul fondo e distribuiscila uniformemente, rimuovendo eventuali eccessi.
13. Versa l'impasto nella tortiera e cuoci in forno a 175 °C per circa 45 minuti.
14. Estrai la torta dal forno, lasciala intiepidire e poi rimuovila dallo stampo.
15. Una volta raffreddata, spolvera un po' di zucchero a velo sulla superficie e servila.

Consiglio

La torta all'acqua si conserva a temperatura ambiente, sotto una campana di vetro, per almeno 3-4 giorni. Tuttavia, si sconsiglia di congelarla.

5 - Budino ai mirtilli

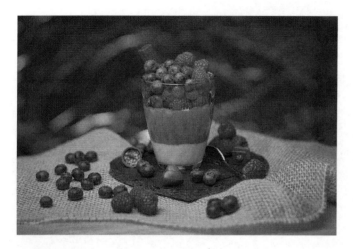

Livello: Facile
Tempo Totale: 40 minuti

Ingredienti

- 200 ml di latte vegetale
- 30 gr di mirtilli
- 1 cucchiaio di sciroppo d'acero
- fragole e frutti di bosco a piacere

Procedimento

1. Trasferire nei contenitori di vetro i mirtilli e il latte vegetale a turno.
2. Separare gli ingredienti in 2 contenitori di vetro in modo da preparare porzioni singole.
3. A metà riempimento del contenitore, miscelare per distribuire uniformemente i semi di chia, e proseguire fino a esaurire gli ingredienti.
4. Successivamente, aggiungere lo sciroppo d'acero o d'agave, mescolarlo accuratamente con gli altri ingredienti e mettere il composto in frigorifero per almeno un'ora.
5. Successivamente, decorare con frutti di bosco e fragole o con la frutta a scelta.
6. Il pudding ai semi di chia è pronto per essere assaporato.

Consiglio

Questo budino ai mirtilli è una deliziosa opzione per un dessert anti-infiammatorio grazie alle proprietà della curcuma e dei mirtilli. Puoi, alternativamente, usare i semi di chia.

Cap. 5 - Ricette extra

In questa sezione, troverai ben **8 ricette aggiuntive** per eventi speciali. Anche se affronti sfide fisiche, puoi comunque godere appieno di compleanni, feste e anniversari.

Tutte le ricette non sono state sviluppate da un esperto culinario.
Si consiglia di consultare il proprio medico curante.

1 - Torta ai frutti di bosco

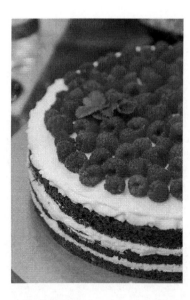

Livello: Facile
Tempo Totale: 40 minuti

Ingredienti

- 40 gr di olio di oliva.
- 200 gr di malto di orzo o di riso (miele in alternativa)
- 100 gr di mirtilli freschi
- 100 gr di more
- 50 gr di lamponi
- un pizzico di sale marino
- 200 gr di farina di farro monococco
- un cucchiaino di lievito bio
- 65 ml di latte di mandorla, di avena o di riso
- un uovo.

Procedimento

1. Preriscaldare il forno a 180°C e imburrare una teglia per torte di dimensioni adeguate.
2. Mescolare l'olio di oliva e il malto di orzo o di riso (o miele) fino a ottenere un composto omogeneo.
3. Aggiungere i mirtilli, le more e i lamponi al composto di olio e malto e mescolare delicatamente.
4. Aggiungere un pizzico di sale marino, la farina di farro monococco e il lievito biologico al composto di frutta e mescolare fino a ottenere un impasto uniforme.
5. Incorporare il latte di mandorla, di avena o di riso e l'uovo all'impasto e mescolare bene.
6. Versare l'impasto nella teglia preparata e livellarlo.
7. Cuocere in forno preriscaldato per circa 35-40 minuti o finché la torta è dorata e un bastoncino infilato al centro esce pulito.
8. Togliere la torta dal forno e lasciarla raffreddare completamente prima di servirla.

Consiglio

Puoi decorare la torta con frutti di bosco freschi e una spolverata di zucchero a velo

2 - Sorbetto veloce di ciliegie

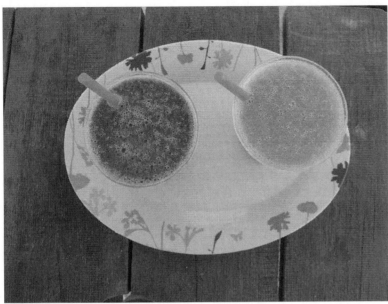

Livello: Facile
Tempo Totale: 10 minuti

Ingredienti
- 300 gr di ciliegie biologiche
- un cucchiaio di miele
- 125 gr di yogurt di soia
- menta fresca.

Procedimento
1. Riporre le ciliegie nel freezer per circa 4-5 ore.
2. Estrarle dal congelatore e, ancora ghiacciate, inserirle in un frullatore insieme al miele e allo yogurt o al latte vegetale.
3. Frullare e presentare in 4 ciotole, includendo foglie di menta fresca come decorazione.

Consiglio
Il latte di riso o di mandorla può essere utilizzato al posto dello yogurt di soia con una quantità di 80 ml.

3 - Tiramisù vegano

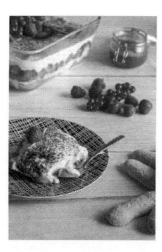

Livello: Intermedio
Tempo Totale: 2h

Ingredienti

- 250 g di fragole mature
- 200 g di lamponi
- 200 g di mirtilli
- 250 g di yogurt greco a basso contenuto di grassi
- 200 ml di latte di mandorla
- 100 g di biscotti integrali
- 3 cucchiai di miele o sciroppo d'acero
- 1 cucchiaino di curcuma in polvere
- 1 cucchiaino di zenzero in polvere
- 1 cucchiaino di cannella in polvere
- 1 cucchiaino di estratto di vaniglia
- Un pizzico di sale

Procedimento

1. Lavare accuratamente le fragole, i lamponi e i mirtilli e tagliare le fragole a fette sottili.
2. In una ciotola, mescolare lo yogurt greco, il latte di mandorla, il miele o lo sciroppo d'acero, la curcuma, lo zenzero, la cannella, l'estratto di vaniglia e un pizzico di sale fino a ottenere una crema liscia e profumata.
3. In un'altra ciotola, disporre uno strato di biscotti integrali sbriciolati.
4. Versare un terzo della crema preparata sulla base di biscotti.
5. Distribuire uniformemente uno strato di fragole, lamponi e mirtilli sullo strato di crema.
6. Continuare alternando strati di biscotti, crema e frutta fino a esaurire gli ingredienti.
7. Coprire la ciotola con pellicola trasparente e mettere in frigorifero per almeno 1-2 ore per consentire al tiramisù di compattarsi e sviluppare i sapori.
8. Prima di servire, guarnire con alcune fragole, lamponi e mirtilli freschi sulla parte superiore.

Consiglio

Assicurati di lasciarlo riposare in frigorifero il tempo sufficiente per ottenere la giusta consistenza e sapore.

4 - Gelato al mango

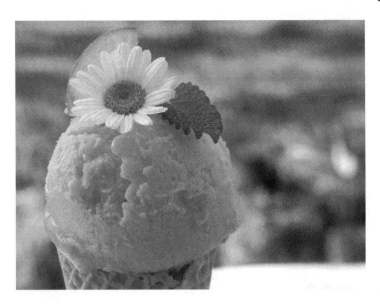

Livello: Facile
Tempo Totale: 10 minuti

Ingredienti
- 2 manghi maturi, sbucciati e tagliati a cubetti
- 1/4 di tazza di latte di cocco
- 2 cucchiai di miele o sciroppo d'acero (o più a seconda del tuo gusto)
- Il succo di 1 lime
- Una piccola manciata di cocco grattugiato (opzionale)

Procedimento
1. Tagliare i manghi maturi a cubetti e metterli in un frullatore ad alta potenza.
2. Aggiungere il latte di cocco, il miele o lo sciroppo d'acero e il succo di lime ai cubetti di mango nel frullatore.
3. Frullare il tutto fino a ottenere un composto liscio e cremoso.
4. Assaggiare il gelato e aggiungere più miele o sciroppo d'acero se desideri un sapore più dolce.
5. Trasferire il composto di gelato al mango in un contenitore ermetico e congelare per almeno 3-4 ore o fino a quando è ben solidificato.
6. Prima di servire, puoi spolverare il gelato con del cocco grattugiato per un tocco extra di sapore e decorazione (questo passaggio è opzionale).
7. Servire il gelato al mango in coppette e gustarlo.

Consiglio
Si può creare anche la versione alla banana.

5 - Torta al cioccolato e carote

Livello: Intermedio
Tempo Totale: 1h e 10 minuti

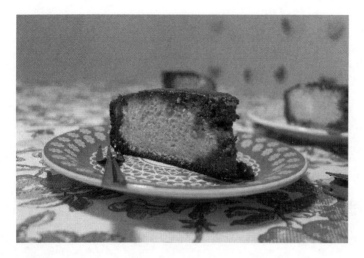

Ingredienti

- 280 gr di carote
- 4 uova
- 450 gr di farina 00
- 400 gr di zucchero
- 14 gr di lievito in polvere per dolci
- 180 ml di olio di semi
- farina e olio per la tortiera
  Per il ripieno
- 350 gr di latte condensato
- 20 gr di amido di mais
- 60 gr di cacao in polvere
- 500 ml di latte
- 200 ml di panna
  Per decorare
- 200 gr di cioccolato + 200 ml di panna

Procedimento

1. In una pentola, versare il latte condensato, il cacao e l'amido di mais, quindi mescolare a fuoco lento.
2. Aggiungere il latte e continuare a mescolare. Quando il composto diventa consistente, unire anche la panna da montare e amalgamare il miscuglio.
3. Lavare le carote, sbucciarle e tagliarle in piccoli pezzetti. Mettere le carote in un frullatore insieme all'olio di semi e alle uova.
4. Frullare il tutto per alcuni istanti fino a ottenere un composto trasparente e spumoso.
5. Aggiungere lo zucchero e continuare a frullare. Setacciare la farina in una ciotola, versare il composto di carote e mescolare. Unire anche il lievito in polvere.
6. Ungere e infarinare la teglia, quindi versarvi il composto.
7. Distribuire il composto di cioccolato a chiazze con un cucchiaio.

8. Cuocere in forno per circa 40 minuti a 180 °C, quindi attendere il raffreddamento prima di sformarla.
9. Combinare il cioccolato fuso con la panna da montare e spalmare il composto sulla torta.
10. Tagliare la torta in rettangoli e servire.

Consiglio
La torta di carote e cioccolato può essere conservata per 2-3 giorni, ben coperta o sotto una campana di vetro.

6 - Ragù vegano

Livello: Facile
Tempo Totale: 1h

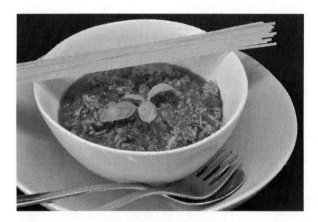

Ingredienti
- 2 cucchiai di olio d'oliva
- 1 cipolla, tritata finemente
- 2 spicchi d'aglio, tritati
- 2 carote, tagliate a cubetti piccoli
- 2 gambi di sedano, tagliati a cubetti piccoli
- 200 g di funghi champignon, tritati
- 400 g di pomodori pelati in scatola
- 1 cucchiaino di origano secco
- 1 cucchiaino di basilico secco
- 1 cucchiaino di timo secco
- 1 cucchiaino di rosmarino secco
- 1 cucchiaino di pepe nero
- Sale a piacere
- 1 tazza di lenticchie rosse secche
- 3 tazze di brodo vegetale

Procedimento
1. In una pentola grande, scaldare l'olio d'oliva a fuoco medio. Aggiungere la cipolla tritata e l'aglio tritato, quindi soffriggere fino a doratura.
2. Aggiungere le carote e il sedano a cubetti nella pentola e cuocere per alcuni minuti finché diventano morbidi.
3. Unire i funghi champignon tritati e cuocere fino a quando rilasciano il liquido e diventano teneri.
4. Aggiungere i pomodori pelati in scatola, l'origano, il basilico, il timo, il rosmarino, il pepe nero e il sale a piacere. Mescolare bene e cuocere per altri 10 minuti.
5. Nel frattempo, sciacquare e scolare le lenticchie rosse secche. Aggiungerle nella pentola con il brodo vegetale.
6. Continuare a cuocere a fuoco lento per circa 20-30 minuti, o fino a quando le lenticchie sono cotte e il ragù si è addensato.
7. Assaporare e regolare il sapore con sale e pepe, se necessario.

Consiglio
Puoi servire il ragù vegano con la pasta di tua scelta, come spaghetti, penne o tagliatelle, oppure usarlo come condimento per le lasagne o le melanzane alla parmigiana vegane.

7 - Enchiladas

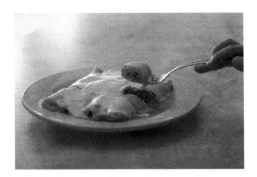

Livello: Facile
Tempo Totale: 40 minuti

Ingredienti

- 1 cucchiaio di olio d'oliva
- 1 cipolla, tritata finemente
- 2 spicchi d'aglio, tritati
- 1 peperone rosso, tagliato a cubetti
- 1 zucchina, tagliata a cubetti
- 1 cucchiaino di curcuma in polvere
- 1 cucchiaino di pepe nero
- 1 cucchiaino di paprika affumicata
- 1 cucchiaino di cumino in polvere
- 1 lattina (400 g) di fagioli neri, scolati e sciacquati
- 1 lattina (400 g) di pomodori a cubetti
- 1 tazza di spinaci freschi
- 6 tortillas di mais o grano integrale
- 1 tazza di formaggio vegano (opzionale)
- Salsa al pomodoro o salsa enchilada (senza zucchero aggiunto) per la copertura

Procedimento

1. In una padella grande, riscaldare l'olio d'oliva a fuoco medio. Aggiungere la cipolla tritata e l'aglio tritato e soffriggere finché diventano traslucidi.
2. Aggiungere il peperone rosso e la zucchina a cubetti e cuocere fino a quando sono teneri.
3. Mescolare la curcuma, il pepe nero, la paprika affumicata e il cumino nella padella con le verdure.
4. Aggiungere i fagioli neri scolati e sciacquati, i pomodori a cubetti e gli spinaci freschi. Cuocere fino a quando gli spinaci appassiscono.
5. Riscaldare le tortillas leggermente in un'altra padella o nel microonde.
6. Farcire ciascuna tortilla con una porzione del ripieno di verdure.
7. Arrotolare le tortillas farcite e disporle in una pirofila leggermente oliata.
8. Coprire le enchiladas con la salsa al pomodoro o salsa enchilada.
9. Spolverare il formaggio vegano sopra, se lo desideri.
10. Cuocere in forno preriscaldato a 180°C per circa 15-20 minuti, finché il formaggio vegano è fuso e le enchiladas sono riscaldate.

Consiglio

Puoi servire queste enchiladas con guacamole, pezzetti di avocado, coriandolo fresco e una spolverata di limone per un tocco fresco e saporito.

8 - Vellutata di mele

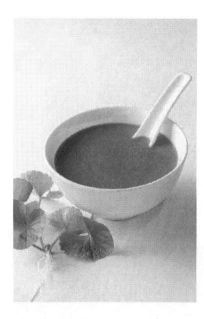

Livello: Facile
Tempo Totale: 30 minuti

Ingredienti

- 2 mele verdi, sbucciate, prive del torsolo e tagliate a cubetti
- 1 cipolla, tritata finemente
- 2 tazze di brodo vegetale
- 1 cucchiaino di curcuma in polvere
- 1 cucchiaino di zenzero fresco grattugiato
- 1 spicchio d'aglio, tritato
- 1 cucchiaino di olio d'oliva
- Sale e pepe nero a piacere
- Semi di zucca o semi di girasole per la decorazione (opzionale)

Procedimento

1. In una pentola, scaldare l'olio d'oliva a fuoco medio. Aggiungere la cipolla tritata e soffriggere finché diventa traslucida.
2. Aggiungere le mele a cubetti e cuocere per alcuni minuti fino a quando iniziano a ammorbidirsi.
3. Unire la curcuma in polvere, lo zenzero grattugiato e l'aglio tritato alle mele e alla cipolla. Mescolare bene e cuocere per altri 2-3 minuti.
4. Versare il brodo vegetale nella pentola e portare il tutto a ebollizione.
5. Ridurre il fuoco e lasciare sobbollire per circa 10-15 minuti, o finché le mele sono completamente morbide.
6. Utilizzare un frullatore ad immersione per frullare la vellutata fino a ottenere una consistenza cremosa e liscia.
7. Assaporare e regolare il sapore con sale e pepe a piacere.

Consiglio

Puoi decorare la vellutata di mela con una spolverata di semi di zucca o semi di girasole per un tocco croccante.

LIBRO 3

Cap. 1 - FodMap

FODMAP sta per Fermentable Oligo-, Di-, Mono-saccharides e Polyols.
Questi termini sono i nomi scientifici dati a gruppi di carboidrati che possono causare problemi digestivi ad alcune persone.

I FODMAP sono tipicamente costituiti da corte catene di zuccheri legati insieme e non vengono completamente assorbiti dal corpo.
Queste due caratteristiche chiave sono il motivo per cui alcune persone sono sensibili ad esse.

Ecco i principali gruppi di FODMAP:
- Oligosaccaridi: i carboidrati di questo gruppo includono fruttani (fruttoligosaccaridi e inulina) e galattoligosaccaridi. Le principali fonti alimentari includono grano, segale, frutta e verdura varia, legumi e legumi.
- Disaccaridi: il lattosio è il principale FODMAP di questo gruppo. Le principali fonti alimentari includono latte, yogurt e formaggio a pasta molle.
- Monosaccaridi: il fruttosio è il principale FODMAP di questo gruppo. Le principali fonti alimentari includono vari frutti, miele e nettare di agave.
- Polioli: i carboidrati di questo gruppo includono sorbitolo, mannitolo e xilitolo. Le principali fonti alimentari includono frutta e verdura, nonché alcuni dolcificanti come quelli contenuti nelle gomme da masticare senza zucchero.

Come puoi vedere, i FODMAP si trovano in una vasta gamma di alimenti di uso quotidiano.
A volte sono naturalmente presenti negli alimenti, mentre altre volte vengono aggiunti per migliorare l'aspetto, la consistenza o il sapore di un alimento.

In che modo i FODMAP causano sintomi intestinali?

I FODMAP possono causare sintomi intestinali in due modi: attirando liquidi nell'intestino e attraverso la fermentazione batterica.

1.   Aspirazione di liquidi nell'intestino

Poiché i FODMAP sono catene corte di zuccheri, sono "osmoticamente attivi". Ciò significa che attirano l'acqua dai tessuti corporei all'intestino.
Ciò può portare a sintomi come gonfiore e diarrea nelle persone sensibili.
Ad esempio, quando mangi il fruttosio FODMAP, attira nell'intestino il doppio di acqua rispetto al glucosio, che non è un FODMAP.

2.   Fermentazione batterica

Quando mangi carboidrati, questi devono essere scomposti in zuccheri singoli dagli enzimi prima che possano essere assorbiti attraverso la parete intestinale e utilizzati dal tuo corpo.
Tuttavia, gli esseri umani non sono in grado di produrre alcuni degli enzimi necessari per scomporre i FODMAP. Ciò porta i FODMAP non digeriti a viaggiare attraverso l'intestino tenue e nell'intestino crasso o nel colon.

È interessante notare che il tuo intestino crasso ospita trilioni di batteri.
Questi batteri fermentano rapidamente i FODMAP, rilasciando gas e altre sostanze chimiche che possono causare sintomi digestivi, come gonfiore, mal di stomaco e abitudini intestinali alterate nelle persone sensibili.
Ad esempio, gli studi hanno dimostrato che quando si mangia l'inulina FODMAP, si produce il 70% in più di gas nell'intestino crasso rispetto al glucosio.

Questi due processi si verificano nella maggior parte delle persone quando mangiano FODMAP. Tuttavia, non tutti sono sensibili.
Si ritiene che il motivo per cui alcune persone manifestano sintomi e altri no sia correlato alla sensibilità dell'intestino, nota come ipersensibilità del colon.
L'ipersensibilità del colon è particolarmente comune nelle persone con IBS.

Chi dovrebbe provare una dieta a basso contenuto di FODMAP?

Una dieta a basso contenuto di FODMAP si ottiene semplicemente evitando cibi ricchi di questi carboidrati.
Un gruppo di ricercatori ha suggerito per la prima volta il concetto di gestione dell'IBS nel 2005.
L'IBS è più comune di quanto potresti immaginare. Infatti, un adulto su 10 soffre di IBS.
Inoltre, sono stati condotti oltre 30 studi che hanno testato la dieta a basso contenuto di FODMAP nelle persone con IBS.
I risultati di 22 di questi studi suggeriscono che seguire questa dieta può migliorare quanto segue:

- Sintomi digestivi generali
- Dolore addominale
- Gonfiore
- Qualità della vita
- Gas
- Abitudini intestinali alterate (sia diarrea che stitichezza)

Vale la pena notare che in quasi tutti questi studi la dieta è stata somministrata da un dietista.

Inoltre, la stragrande maggioranza della ricerca è stata condotta sugli adulti. Pertanto, esistono prove limitate riguardo ai bambini che seguono diete a basso contenuto di FODMAP

Si ipotizza anche che una dieta a basso contenuto di FODMAP possa apportare benefici ad altre condizioni, come la diverticolite e i problemi digestivi indotti dall'esercizio fisico. Tuttavia, le prove del suo utilizzo oltre l'IBS sono limitate.

Cose da sapere su una dieta a basso contenuto di FODMAP

Ecco alcune cose che dovresti sapere su questa dieta:

- È una dieta a basso contenuto di FODMAP, non una dieta senza FODMAP
- A differenza delle allergie alimentari, non è necessario eliminare completamente i FODMAP dalla dieta. In effetti, sono benefici per la salute dell'intestino. Pertanto, si consiglia di includerli nella dieta, in base alla propria tolleranza personale.
- Una dieta a basso contenuto di FODMAP non è priva di glutineQuesta dieta è in genere a basso contenuto di glutine per impostazione predefinita. Questo perché il grano, che è una delle principali fonti di glutine, è escluso perché ricco di fruttani. Tuttavia, una dieta a basso contenuto di FODMAP non è una dieta priva di glutine. Sono ammessi alimenti come il pane di farro a lievitazione naturale, che contiene glutine.
- Una dieta a basso contenuto di FODMAP non è priva di latticini
- Il lattosio FODMAP si trova tipicamente nei latticini. Tuttavia, molti prodotti lattiero-caseari contengono bassi livelli di lattosio, il che li rende a basso contenuto di FODMAP.
- La dieta a basso contenuto di FODMAP non è una dieta a lungo termine Non è auspicabile né consigliato seguire questa dieta per più di otto settimane.

Alcuni esempi di latticini a basso contenuto di FODMAP includono formaggi a pasta dura e stagionati, crème fraîche e panna acida.

In effetti, il processo di dieta a basso contenuto di FODMAP prevede tre passaggi per reintrodurre i FODMAP nella dieta fino al livello di tolleranza personale.

Le informazioni sui FODMAP non sono immediatamente disponibili

A differenza di altri dati nutrizionali per vitamine e minerali, le informazioni su quali alimenti contengono FODMAP non sono facilmente disponibili al pubblico.
Tuttavia, online sono disponibili molti elenchi di alimenti a basso contenuto di FODMAP. Tuttavia dovresti essere consapevole che queste sono fonti di dati secondarie e sono incomplete.
Detto questo, elenchi completi di alimenti convalidati da studi possono essere acquistati sia dal King's College di Londra (se sei un dietista registrato) che dalla Monash University.

Una dieta a basso contenuto di FODMAP è nutrizionalmente equilibrata?

Puoi comunque soddisfare le tue esigenze nutrizionali con una dieta a basso contenuto di FODMAP.
Tuttavia, come ogni dieta restrittiva, aumenta il rischio di carenze nutrizionali. In particolare, dovresti essere consapevole del tuo apporto di fibre e calcio durante una dieta a basso contenuto di FODMAP,

Fibra
Molti alimenti ricchi di fibre sono anche ricchi di FODMAP. Pertanto, le persone spesso riducono l'apporto di fibre con una dieta a basso contenuto di FODMAP
Ciò può essere evitato sostituendo gli alimenti ad alto FODMAP e ricchi di fibre come frutta e verdura con varietà a basso FODMAP che forniscono comunque molta fibra alimentare.
Le fonti di fibre a basso FODMAP includono arance, lamponi, fragole, fagiolini, spinaci, carote, avena, riso integrale, quinoa, pane integrale senza glutine e semi di lino.

Calcio
I latticini sono una buona fonte di calcio.
Tuttavia, molti latticini sono limitati da una dieta a basso contenuto di FODMAP. Questo è il motivo per cui l'assunzione di calcio può diminuire quando si segue questa dieta.
Le fonti di calcio a basso FODMAP includono formaggi a pasta dura e stagionati, latte e yogurt senza lattosio, pesce in scatola con ossa commestibili e noci arricchite con calcio, avena e latte di riso.

Tutti coloro che seguono una dieta a basso contenuto di FODMAP devono evitare il lattosio?

Il lattosio è il disaccaride nei FODMAP.
Viene comunemente chiamato "zucchero del latte" perché si trova nei latticini come latte, formaggio a pasta molle e yogurt.
L'intolleranza al lattosio si verifica quando il corpo produce quantità insufficienti di lattasi, che è un enzima che digerisce il lattosio.
Ciò porta a problemi digestivi con il lattosio, che è osmoticamente attivo, il che significa che attira acqua e viene fermentato dai batteri intestinali.
Inoltre, la prevalenza dell'intolleranza al lattosio nelle persone con IBS è variabile, con segnalazioni che vanno dal 20 all'80%. Per questo motivo, il lattosio è limitato in una dieta a basso contenuto di FODMAP.

Se sai già di non essere intollerante al lattosio, non è necessario limitare il lattosio con una dieta a basso contenuto di FODMAP.

Quando dovresti chiedere consiglio al medico
I sintomi digestivi si verificano con molte condizioni.

Alcune condizioni sono innocue, come il gonfiore. Altri ancora sono più sinistri, come la celiachia, la malattia infiammatoria intestinale e il cancro al colon.

Per questo motivo è importante escludere eventuali malattie prima di iniziare una dieta a basso contenuto di FODMAP. I segni di malattie gravi includono:

- Perdita di peso inspiegabile
- Anemia (carenza di ferro)
- Sanguinamento rettale
- cancro all'intestino o alle ovaie

Raccomandiamo il consulto del medico curante e di uno specialista prima di intraprendere qualunque cambiamento nell'alimentazione.
Le informazioni all'interno di questo libro sono solo a puro titolo informativo e non sono state ideate da uno specialista.

Cap. 2 - Ricette FodMap

In questo capitolo troverai 3 ricette aggiuntive, 1 per la colazione, 1 per il pranzo e 1 per la cena seguendo il FodMap.

Colazione
Muffin ai mirtilli:

Ingredienti
- 2 tazze (290 g) di farina multiuso senza glutine a basso contenuto di FODMAP
- 2 cucchiaini di lievito in polvere; utilizzare senza glutine se si segue una dieta priva di glutine
- 1/2 cucchiaino di sale
- 1/2 tazza (1 panetto; 113 g) di burro non salato, ammorbidito e tagliato a pezzi
- 1 tazza (198 g) più 2 cucchiai di zucchero, divisi
- 2 cucchiaini di estratto di vaniglia
- 2 uova grandi, a temperatura ambiente
- 1/2 tazza (120 ml) di latte intero senza lattosio, a temperatura ambiente
- 21/4 tazze (383 g) di mirtilli freschi, divisi

Procedimento
- Posizionare la griglia al centro del forno. Preriscaldare a 400° F/200° C. Rivestire 12 pozzetti per muffin di dimensioni standard con spray antiaderente o rivestirli con bicchieri di carta scanalati; accantonare.
- Sbattere insieme la farina, il lievito e il sale in una ciotola media per aerare e unire; accantonare.
- Sbattere il burro con il mixer elettrico a velocità medio-alta fino a ottenere una crema, circa 2 o 3 minuti. Aggiungi 1 tazza (198 g) di zucchero e sbatti finché il colore non diventa più chiaro, circa 2 minuti, raschiando la ciotola una o due volte. Sbattere la vaniglia, quindi sbattere le uova una alla volta, raschiando dopo ogni aggiunta, lasciando che ogni uovo venga assorbito prima di continuare.
- Aggiungere il composto di farina in tre aggiunte, alternandole con il latte fino a quando rimangono alcune strisce farinose.
- Schiaccia 2/3 di tazza (113 g) di mirtilli con uno schiacciapatate o una forchetta grande e robusta. Unisci questi mirtilli tritati, insieme al succo, e i mirtilli interi nell'impasto dei muffin.
- Dividere uniformemente l'impasto negli stampini per muffin. Se lo si desidera, cospargere le parti superiori con i restanti 2 cucchiai di zucchero
- Metti gli stampini per muffin nel forno e abbassa immediatamente la temperatura a 190°C. Cuocere per circa 20-25 minuti o fino a quando uno stuzzicadenti inserito al centro mostra alcune briciole umide. Raffreddare le teglie sulla griglia per 5 minuti, quindi rimuovere i muffin e posizionarli direttamente sulla griglia a raffreddare. Servire il prima possibile, tiepido o a temperatura ambiente. Conservare a temperatura ambiente in un contenitore ermetico per un massimo di 1 giorno o congelare per un massimo di un mese. In caso di congelamento, mi piace riporlo in una borsa pesante con cerniera e rimuovere l'aria. Ciò semplifica la rimozione di uno alla volta secondo necessità.

Pranzo
Insalata di pollo asiatica

Ingredienti
- Condimento al burro di arachidi:
- 6 cucchiai (102 g) di burro di arachidi, al naturale o senza mescolare
- 3 cucchiai di zucchero di canna chiaro ben confezionato
- 3 cucchiai di aceto di riso o aceto di mele
- 3 cucchiai di salsa di soia senza glutine a basso contenuto di sodio
- 11/2 cucchiai di salsa di pesce, come quella della marca Red Boat
- 1 1/2 cucchiaio di succo di lime appena spremuto
- 1 cucchiaio e 1/2 di olio infuso all'aglio, preparato con olio vegetale o equivalente acquistato
- Da ¼ a ½ cucchiaino di sambal oelek o salsa piccante a basso contenuto di FODMAP come il Tabasco, o più a piacere

- Acqua, se necessario
- Insalata di pollo:
- 455 g di pollo cotto tritato caldo o a temperatura ambiente
- 4 tazze (356 g) di cavolo verde tritato finemente
- 2 carote medie, mondate e grattugiate
- 1 peperone rosso, privato del torsolo e affettato finemente
- 2 cetrioli persiani, estremità tagliate, tagliati a julienne grande
- 1/2 tazza (16 g) di coriandolo fresco tritato, diviso
- 1/2 tazza (80 g) di arachidi tostate tritate, divise
- 1/2 tazza (32 g) di scalogno tritato, solo le parti verdi, divise

Procedimento
- Per il condimento al burro di arachidi: unire burro di arachidi, zucchero di canna, aceto, salsa di soia, salsa di pesce, succo di lime, olio e salsa piccante in un frullatore e frullare fino a ottenere un composto omogeneo. Raschiare il frullatore secondo necessità. Assaggia e aggiungi altra salsa piccante se lo desideri. Se usi il burro di arachidi naturale e il composto è un po' denso, aggiungi un cucchiaio o due di acqua. Vuoi una texture fluida. Il condimento può essere preparato il giorno prima e conservato in frigorifero in un contenitore ermetico.
- Per l'assemblaggio dell'insalata di pollo: in una grande ciotola, unisci il pollo, il cavolo, la carota, il peperone, i cetrioli del coriandolo, metà delle arachidi e metà degli scalogni (puoi farlo a occhio). Aggiungi un po' del condimento e mescola per ricoprire. Aggiungi solo abbastanza condimento per ricoprire leggermente gli ingredienti dell'insalata. Potrebbe non essere necessaria tutta la salsa. Servire guarnito con coriandolo, arachidi e scalogno rimanenti. L'insalata può essere servita con il pollo leggermente caldo, oppure tutto a temperatura ambiente.
- L'insalata può essere conservata in frigorifero in un contenitore ermetico per un massimo di 3 giorni. Portare a temperatura ambiente prima di servire. È meglio se puoi guarnire con scalogno, arachidi e coriandolo subito prima di servire. O ancora meglio, se sai di voler fare strada, tieni l'insalata e il condimento separati fino al momento di servire (e anche quelle guarnizioni!)

Cena
Pollo con verdure

Ingredienti
- 1 pollo intero da 3½ a 4½ libbre (da 1,6 kg a 2 kg), senza frattaglie, asciugato
- Sale kosher
- Pepe nero appena macinato
- 4 carote medie, lavate, mondate e tagliate in pezzi lunghi 4 pollici (10 cm) e larghi ½ pollice (12 mm)
- 2 pastinache medie, lavate, mondate, tagliate in pezzi lunghi 4 pollici (10 cm) e larghi ½ pollice (12 mm)
- 225 g di cavoletti di Bruxelles tagliati e tagliati a metà nel senso della lunghezza
- 3 cucchiai di olio extravergine di oliva, divisi

Procedimento
- Asciugare il pollo con carta assorbente e condire generosamente con sale, dentro e fuori. Legare insieme le gambe con lo spago da cucina. Lasciare riposare mentre il forno si preriscalda.
- Posizionare una griglia nel terzo superiore del forno (lasciando spazio per l'altezza del pollo) e posizionare una padella in ghisa da 12 a 14 pollici (da 30,5 a 35,5 cm) nel forno. Preriscaldare il forno a 220 °C (425 °F).).
- Nel frattempo, gettare carote, pastinache e cavoletti di Bruxelles insieme a metà dell'olio d'oliva in una ciotola capiente per ricoprirli; Condire con sale e pepe.
- Una volta che il forno avrà raggiunto la temperatura, ricoprire il pollo con un po' dell'olio messo da parte. Versare l'olio rimanente nella padella calda. Metti il pollo al centro della padella e spargi le verdure intorno. Arrostire fino a quando un termometro a lettura istantanea non viene inserito nella parte più spessa della coscia (senza toccare i registri 165 ° F/74 ° C, circa 50-60 minuti. Lasciare riposare il pollo in padella per almeno 10 minuti.
- Trasferisci il pollo su un tagliere e taglialo. Servire con verdure.

Conclusione

Nel primo libro, abbiamo esplorato approfonditamente i disturbi gastrici, le loro cause, e le soluzioni naturali per affrontarli. Abbiamo imparato come prevenire l'infiammazione dello stomaco attraverso scelte alimentari e rimedi naturali. Abbiamo esaminato la colite e l'artrite reumatoide, scoprendo sintomi e approcci terapeutici basati sulla natura.

Nel secondo libro, abbiamo condiviso una raccolta di gustose ricette che soddisferanno il tuo palato e al tempo stesso promuoveranno la salute dell'apparato digerente. Abbiamo coperto ogni pasto, dalla colazione al pranzo, alla cena e agli spuntini, offrendo opzioni nutrienti e deliziose.

Infine, nel terzo libro, abbiamo esplorato l'importanza delle diete FodMap e fornito una serie di ricette specifiche per coloro che seguono questa dieta particolare.

Speriamo che queste informazioni e ricette siano state utili per migliorare la tua salute digestiva e che tu possa ora godere di un benessere maggiore attraverso una dieta equilibrata e consapevole. La tua salute è un patrimonio inestimabile, e ci auguriamo che questo libro ti abbia fornito le conoscenze e gli strumenti necessari per prendertene cura in modo naturale ed efficace. Grazie per aver condiviso questo viaggio di scoperta con noi, e ti auguriamo tutto il meglio nella tua strada verso il benessere.

Raccomandiamo il consulto del medico curante e di uno specialista prima di intraprendere qualunque cambiamento nell'alimentazione.
Le informazioni all'interno di questo libro sono solo a puro titolo informativo e non sono state ideate da uno specialista.

Printed by Amazon Italia Logistica S.r.l.
Torrazza Piemonte (TO), Italy

59275918R00085